edition lichtland

edition Lichtland
Stadtplatz 4, 94078 Freyung
Deutschland

Grafische Gestaltung und Satz:
Edith Döringer, Melanie Lehner

Fotos: Ulrike Halmschlager, Andrea Halmschlager-Wetter,
Ernst Halmschlager, Joachim Bergauer, Barbara Gindl

1. Auflage 2012

ISBN: 978-3-942509-13-8
www.lichtland.eu

ILSE, WO BIST DU?

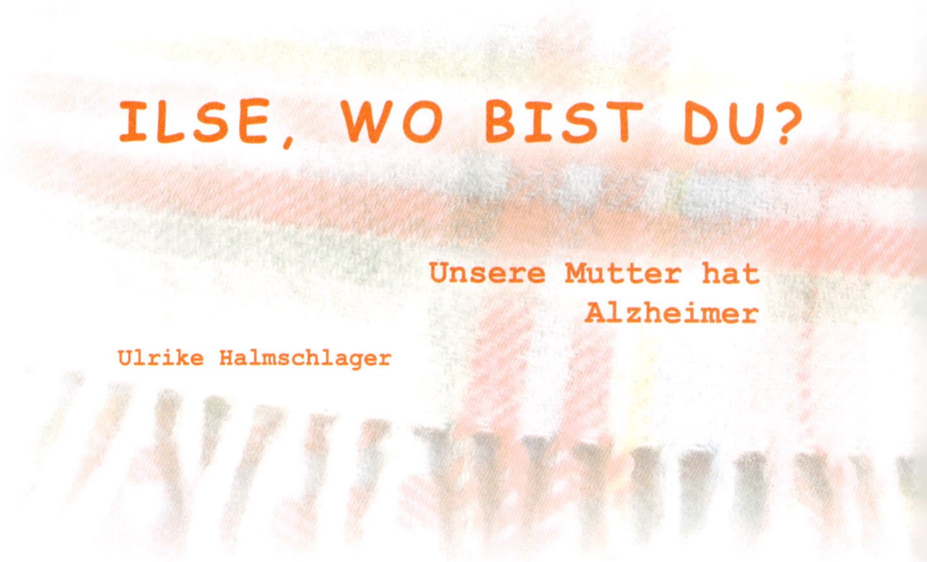

Unsere Mutter hat Alzheimer

Ulrike Halmschlager

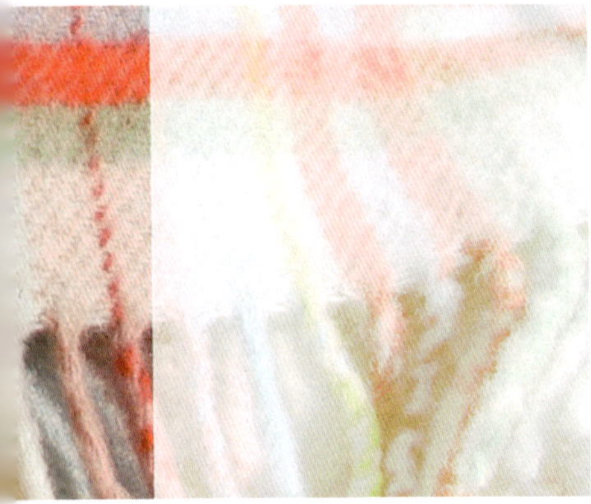

VERGÄNGLICHKEIT

Du leidest an Alzheimer.
Leidest Du?
Leiden wir?
Wir leiden!
Wozu leiden wir?
Wozu leidest Du?
Leidest Du überhaupt?
Was ist Leid?
Wozu ist Leid da?
Können wir es nicht einfach
hinnehmen, annehmen.
Anschauen, hinschauen, uns freuen
über die gemeinsamen Stunden, dann
schnell wieder wegschauen, uns
vergraben, uns ablenken und nicht
dran denken.

Ulrike Halmschlager

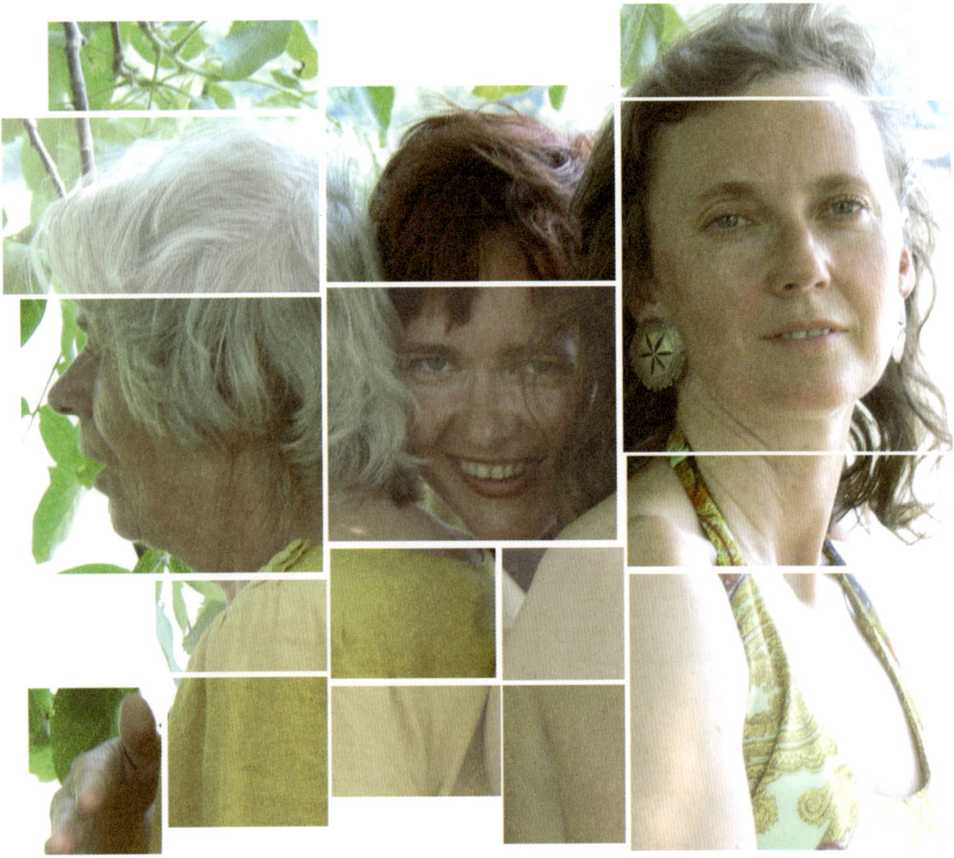

Inhalt:

1. Alzheimer als Phänomen unserer Zeit 9

2. Wer ist Ilse Halmschlager? 17

3. Erste Beobachtungen –
der Beginn von Alzheimer bei Ilse 39

4. Die lange Zeit des Vergessens 53

5. Organisation als Stärke 69

6. Ende und Loslassen 83

7. Mein Weg 103

8. Der Film als Auseinandersetzung 125

9. Quintessenz 135

Anhang: Filmtext
Weiterführende Literatur

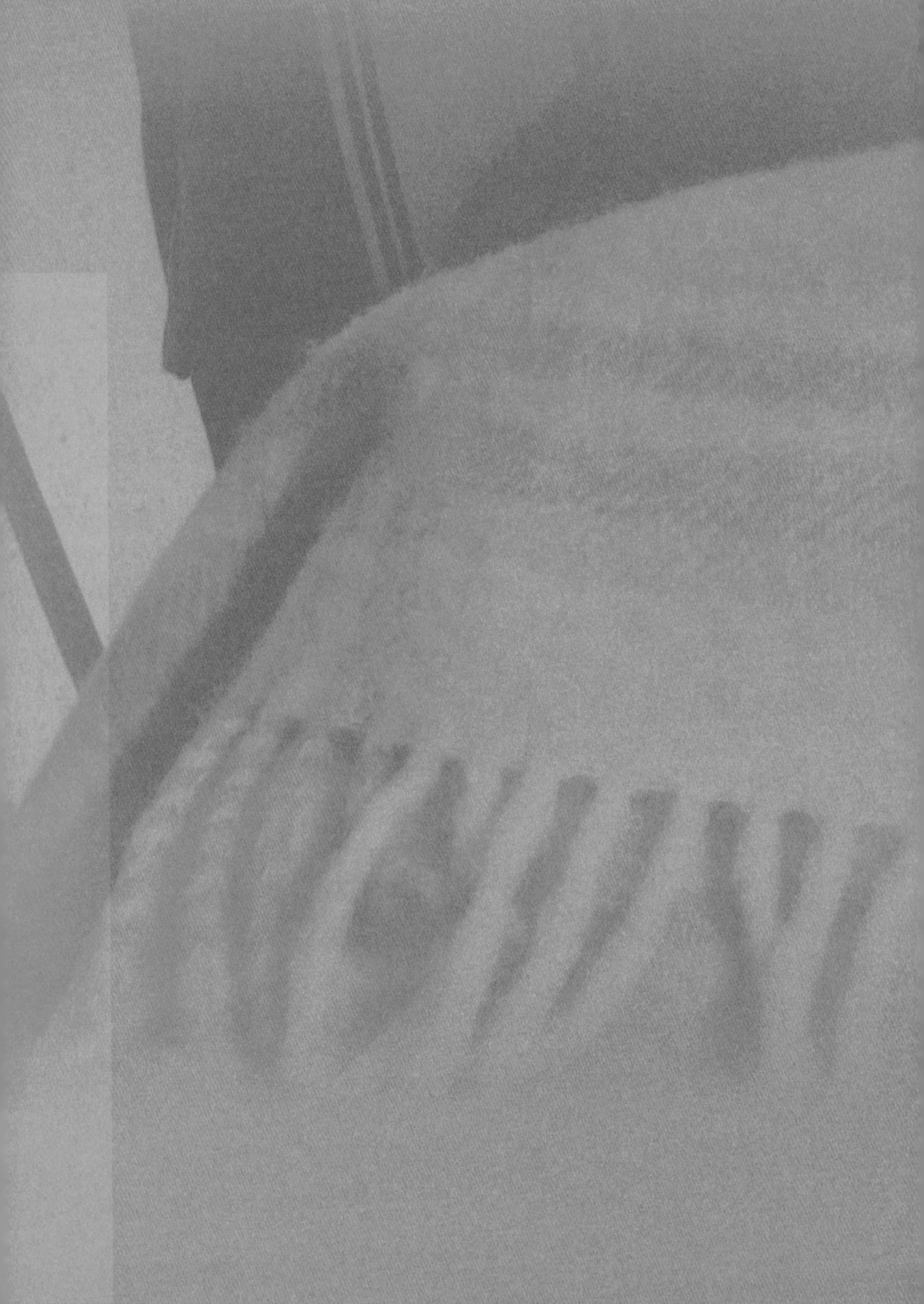

1.

ALZHEIMER ALS PHÄNOMEN UNSERER ZEIT

Morbus Alzheimer ist die häufigste Form von Altersdemenz. In Europa sind Millionen Menschen erkrankt. In Österreich hat sich die Zahl der Menschen mit Alzheimer seit den Fünfzigerjahren verdreifacht. Und ihre Zahl soll laufend steigen. Wenn der Wissenschaft kein Durchbruch gelingt, wird Alzheimer eine der großen Alterskrankheiten sein.

Jeden Tag verlieren die Patienten ein bisschen mehr: Gedächtnis und Orientierungssinn, Denk- und Urteilsvermögen, Sprache und Persönlichkeit. Am Ende des jahrelangen, unaufhaltsamen Prozesses stehen völlige Hilflosigkeit und Pflegebedürftigkeit.

Die dramatische Zunahme an Betroffenen ist eine Folge des steigenden Durchschnittsalters der Bevölkerung. Medizinische Hilfe gibt es derzeit nicht. Alle Medikamente, die auf dem Markt sind, können den Fortgang der Krankheit nicht stoppen – nur verzögern.

Alzheimer ist die häufigste Form der Demenzerkrankungen.

Demenzkranke sind selten in der Öffentlichkeit zu sehen. Sie werden versteckt, denn es ist unbequem mit ihnen unterwegs zu sein. Betroffene sind orientierungslos, bewegen sich oft nur schleppend und müssen zuletzt wie Kleinkinder betreut werden. Wer tut sich das an?! Ein Phänomen, das nicht nur wir mit unserer Mutter erlebt haben. Weltweit erfahren Menschen mit Alzheimer und ihre Angehörigen den Verlust sozialer Kontakte und das Wegbrechen der Normalität von Kommunikation.

Es ist mir ein Anliegen, Menschen mit und ohne Alzheimer mit meinen Erfahrungen zu konfrontieren:
Im Film „Ilse, wo bist Du?“ mit Kamera und Ton.
In diesem Buch mit Wort und Bild.

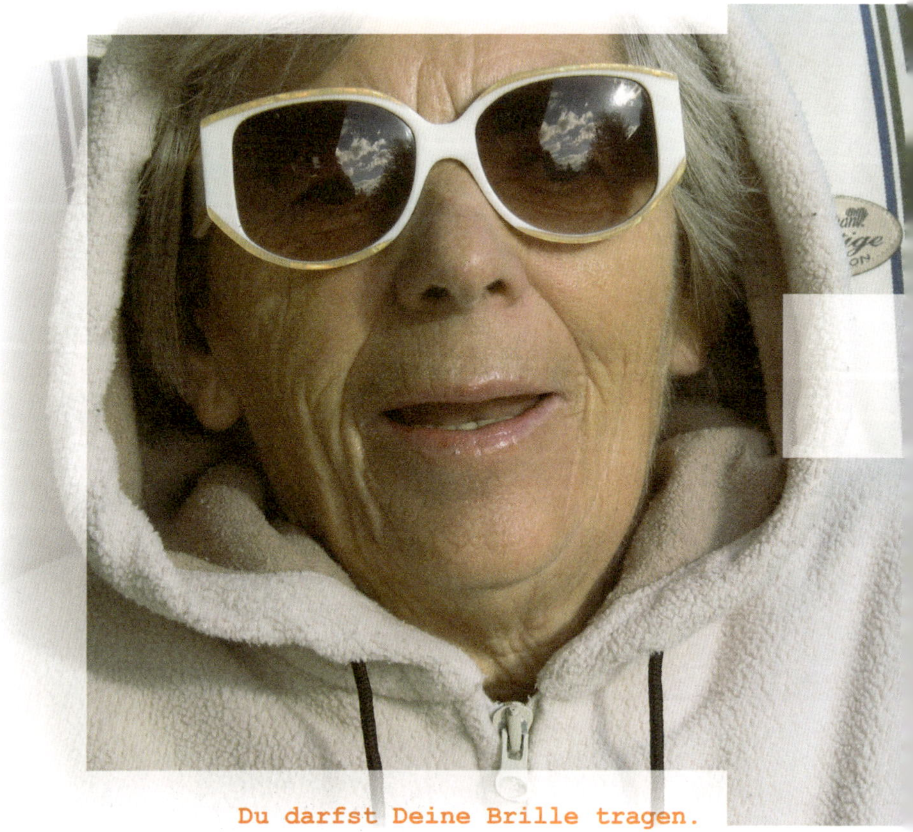

Du darfst Deine Brille tragen.
Wir können unseren Blick schärfen.

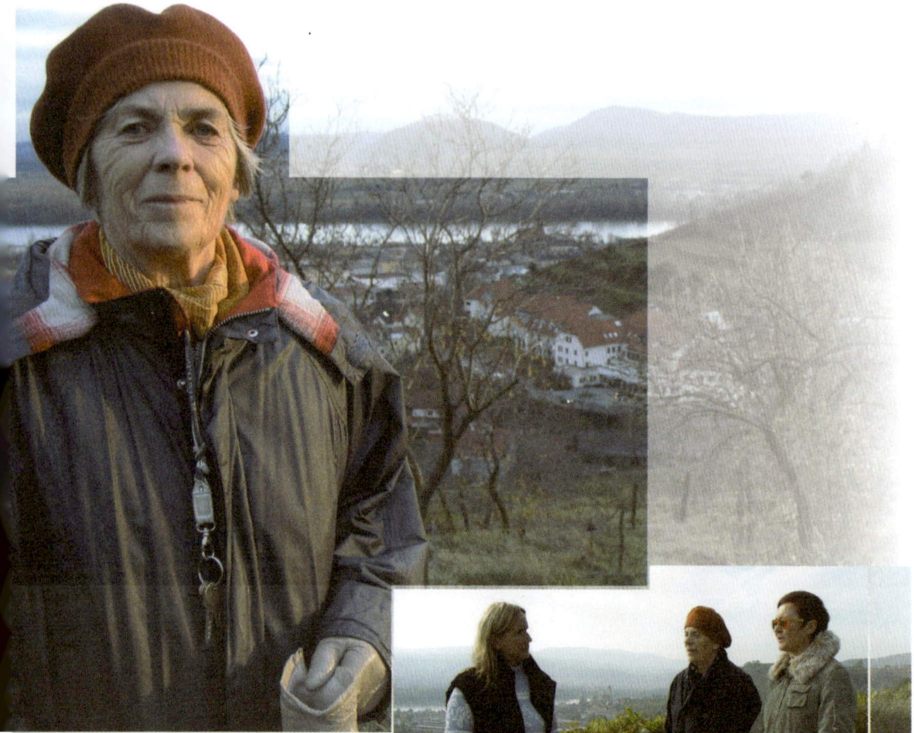

Wir müssen uns
zwingen,
Deine Veränderungen
anzunehmen.

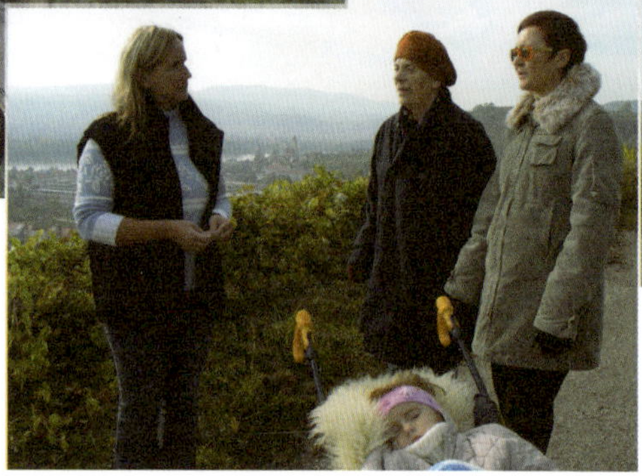

Solange Alzheimer bei meiner Mutter nicht diagnostiziert ist, gehen ihr die Menschen unbewusst aus dem Weg. Sie nehmen ein sonderbares Verhalten von Ilse wahr und können damit nicht umgehen. **Auch meine Schwester und ich empfinden so.** Schon die ersten Veränderungen durch Alzheimer machen Angst – den Betroffenen genauso wie den Mitmenschen.

Nur durch genaues Hinschauen können diese Ängste überwunden werden. Wir gehen deshalb bewusst mit meiner Mutter in die Stadt, kaufen gemeinsam mit ihr ein, besuchen Ausstellungen über moderne Kunst oder gehen ins Gasthaus zum Essen.

Und wir geben Ihnen die Möglichkeit hinzuschauen.

Verdrängung und Ablenkung sind ein Phänomen unserer Zeit. Wir erfüllen im Alltag perfekte Rollen. Abweichungen sind in den Lebensplänen moderner Menschen nicht vorgesehen. Wir sollen funktionieren und werden bei einer Veränderung wie Alzheimer zum Störfall. Wir stören den Ablauf des Alltags. Wir rufen unerwünschte Gefühle **und Emotionen** hervor. Für nicht funktionierende Menschen sind in unserer modernen Gesellschaft „Einrichtungen“ vorgesehen.

Alzheimer wird vermehrt in unseren Alltag einkehren.
Wir werden nicht mehr wegschauen können.
Alzheimer wird uns alle – direkt oder indirekt – betreffen.
Wir werden helfen müssen, ob wir wollen oder nicht.
Wir werden Angehörige in unserer eigenen Familie haben.
Wir werden mit unseren Steuern und Krankenkassenbeiträgen Pflege und Heime finanzieren.
Wir werden möglicherweise erleben, dass Alzheimer unfinanzierbar wird.

Menschen mit Demenz werden unser Leben verändern. Wir können von ihnen viel lernen und unsere Wahrnehmung schulen. Wenn wir Alzheimer nicht nur als Belästigung und als Problem empfinden, können wir neue Ebenen der Kommunikation in uns selbst entdecken und entwickeln.

Dein Lachen überrascht uns
immer wieder neu.
Unsere Verkrampfung
löst sich auf und wird
zu gemeinsamer Freude.

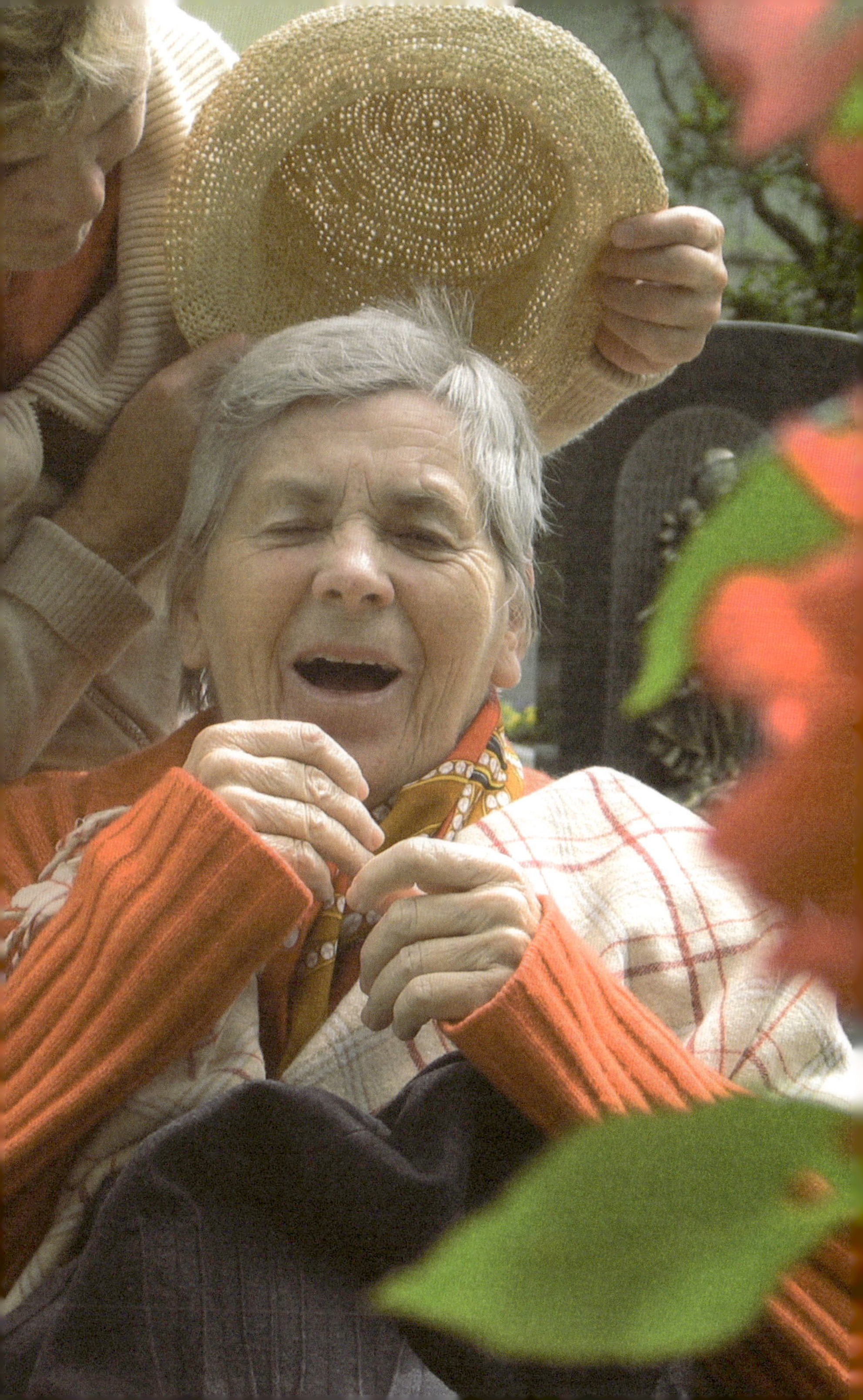

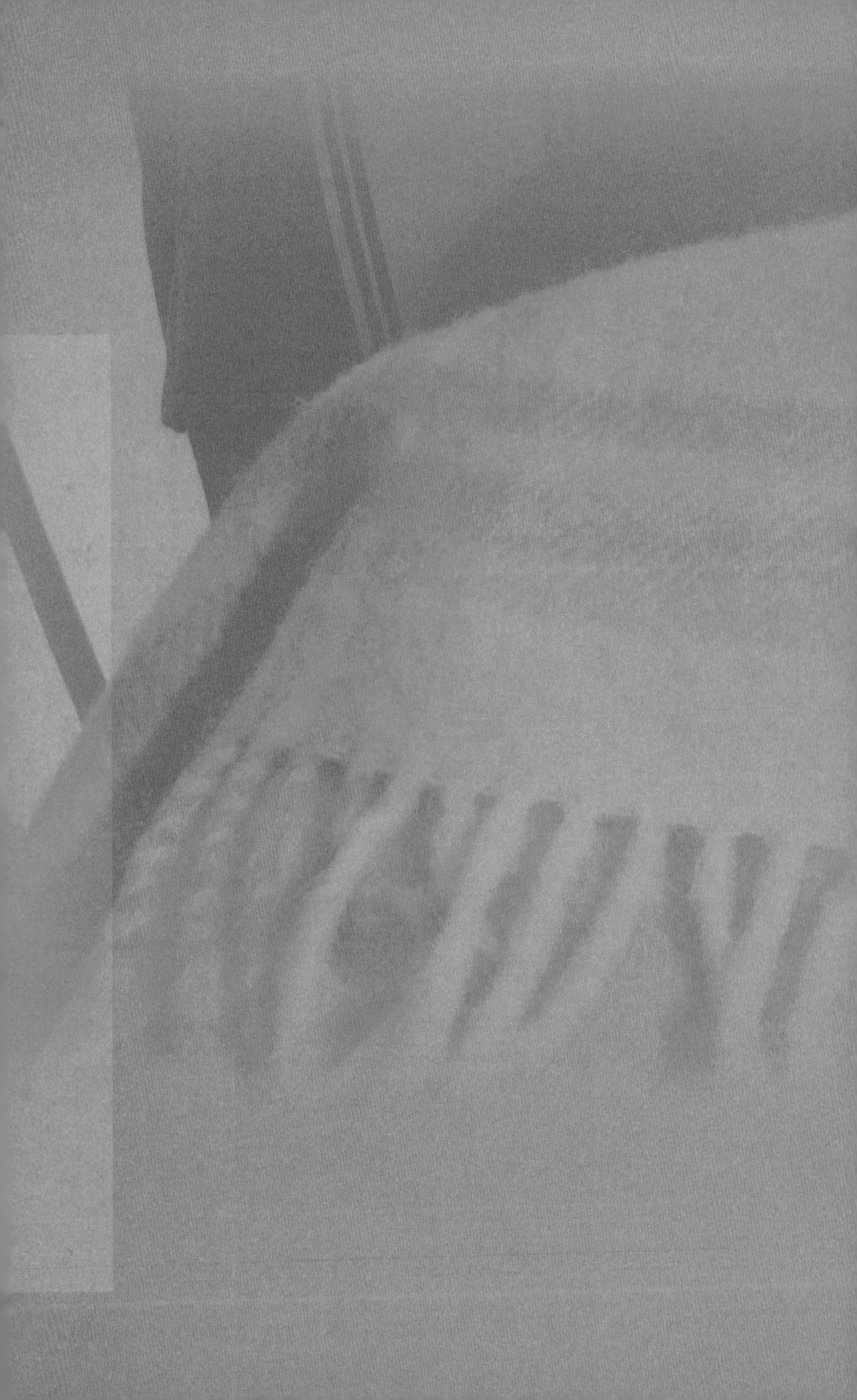

2.

WER IST ILSE HALMSCHLAGER?

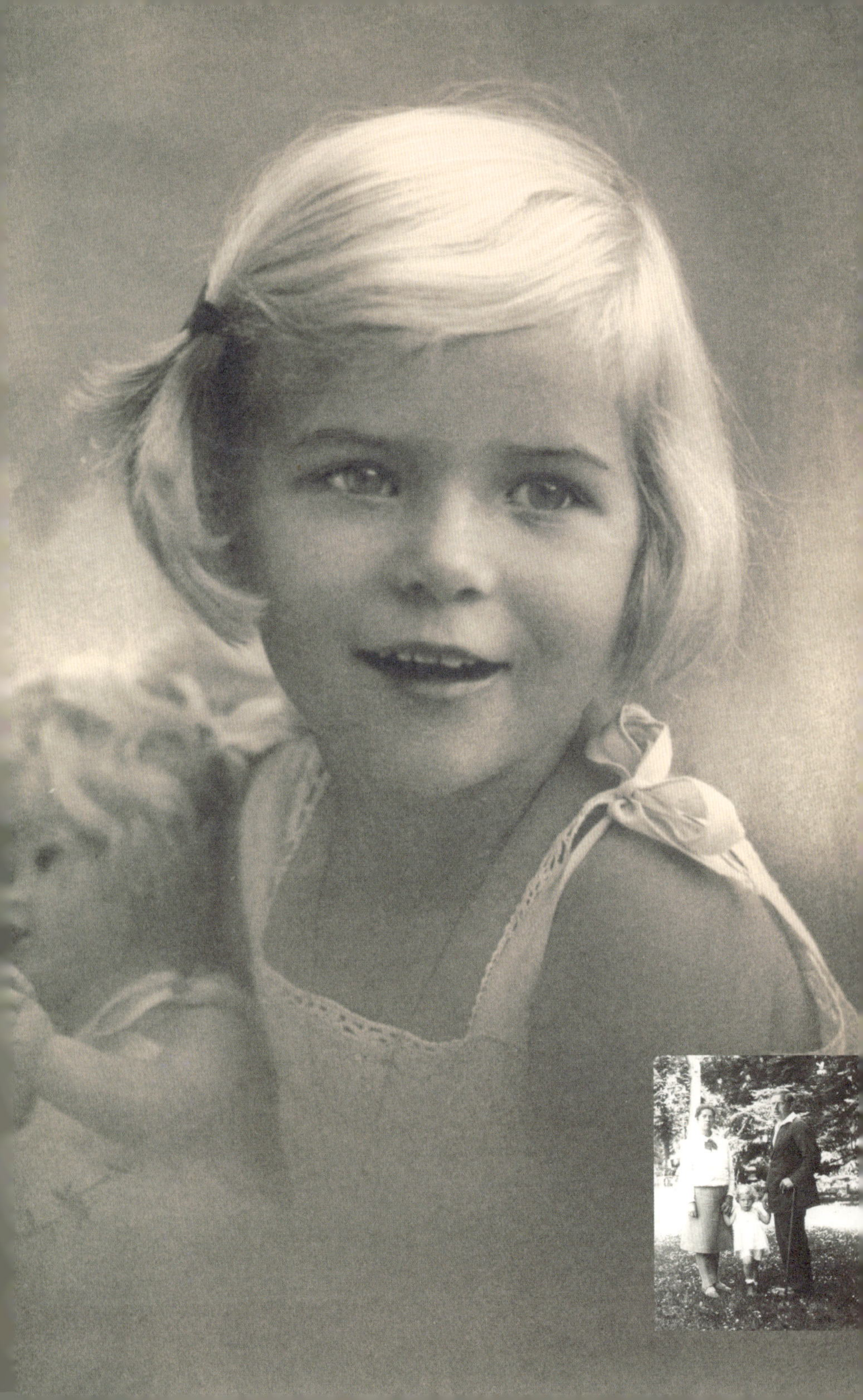

Ilse Halmschlager wird als Ilse Sonnleitner am 5. Dezember 1928 in Stein an der Donau geboren. Sie ist ein Einzelkind. Ihre Mutter und ihr Vater arbeiten in der Tabakregie in Stein an der Donau. Mit einem Weingarten und einem Heurigen verdienen sie in den wirtschaftlich schwierigen Dreißigerjahren des 20. Jahrhunderts zusätzlich Geld.

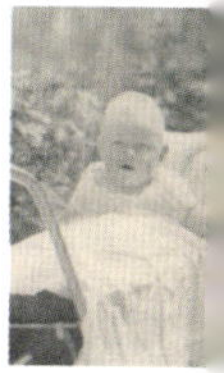

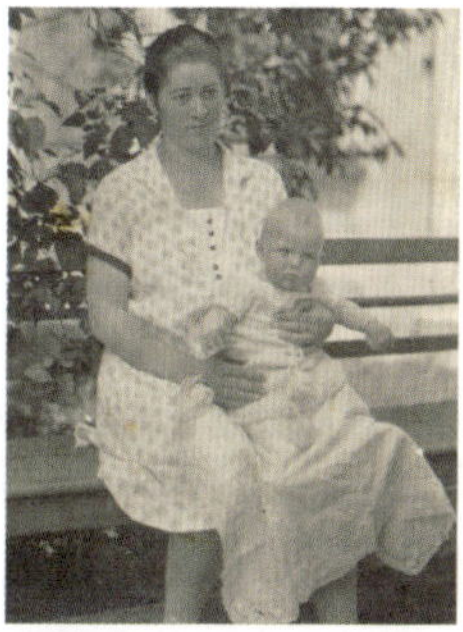

Ilse geht in Stein an der Donau in die Volksschule. Als Religionslehrer hat sie den späteren Erzbischof von Wien Kardinal Franz König. Ihr Vater wird gleich am Beginn des Zweiten Weltkriegs 1939 als Soldat eingezogen. Ilse arbeitet bereits als 14-jährige in der Rüstungsindustrie. Diese Arbeit gegen ihren Willen ist ein Trauma für sie. Sie erzählt auch später immer wieder davon.

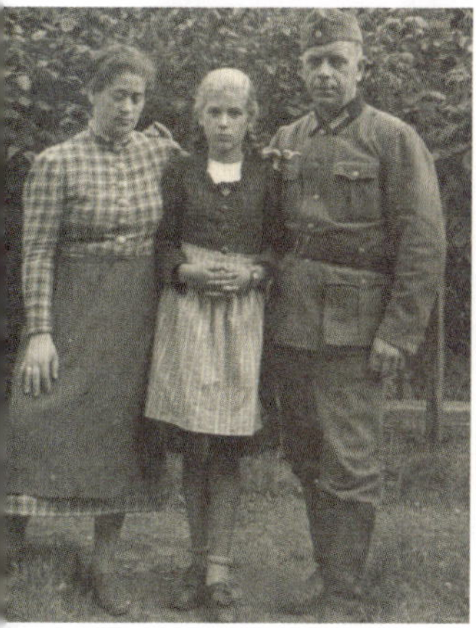

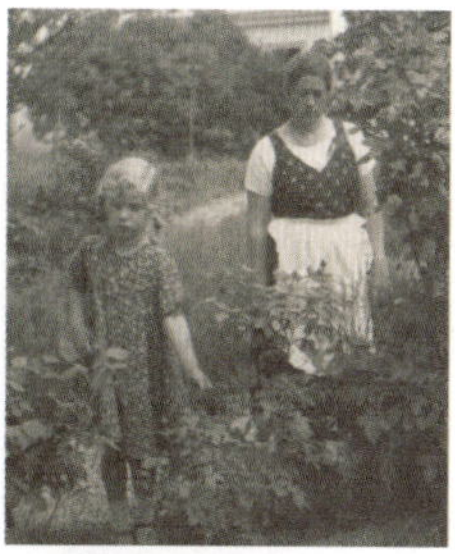

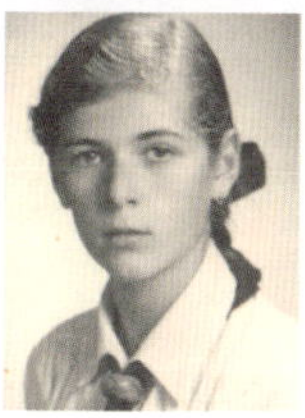

Du verbringst einen Teil Deiner Jugend im Krieg und in Angst.

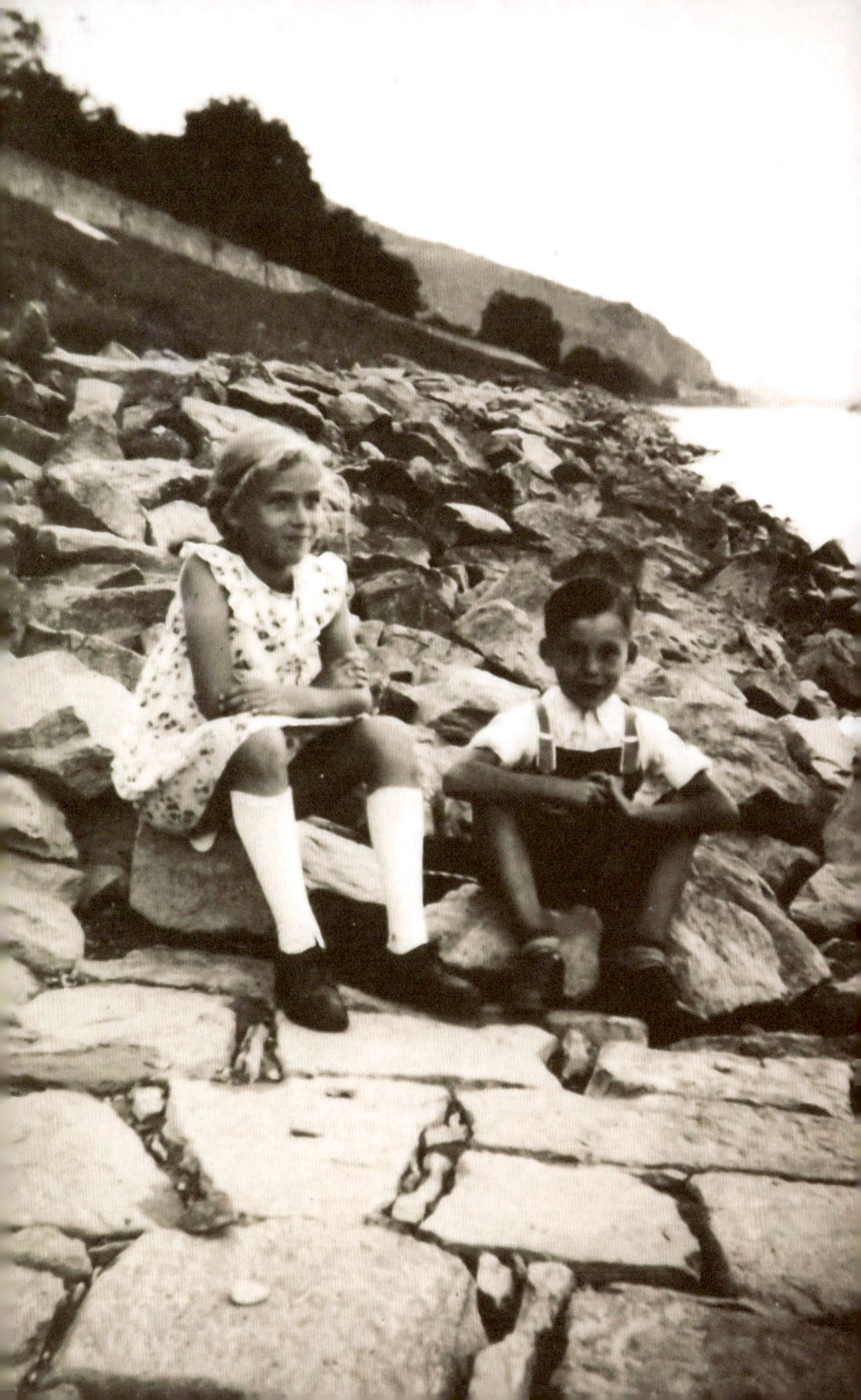

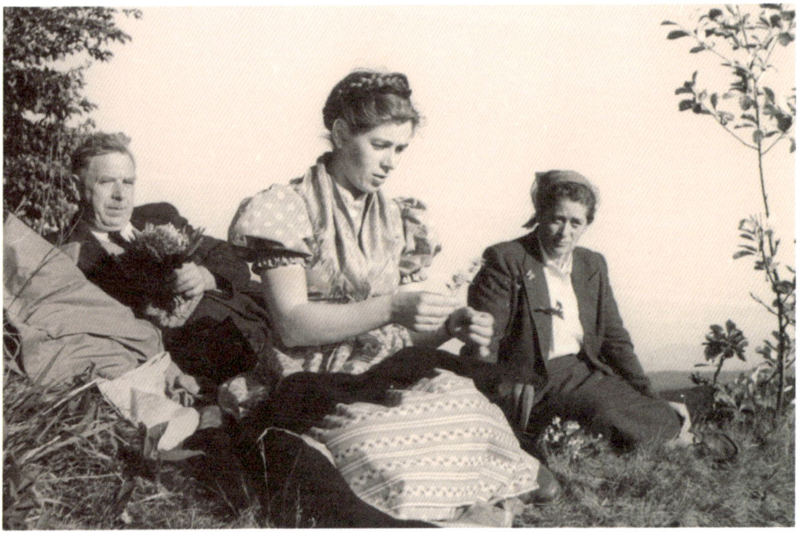

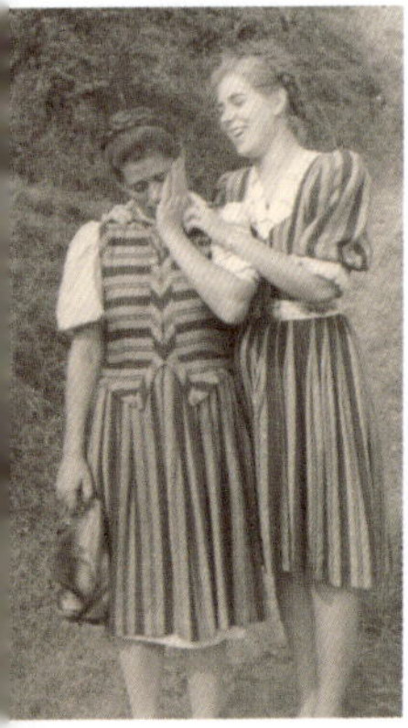

In dieser Zeit entwickelt Ilse eine starke und innige Beziehung zu ihrer Mutter. Die beiden sind wie Schwestern. Die Mutter ist in dieser Beziehung sehr dominant.

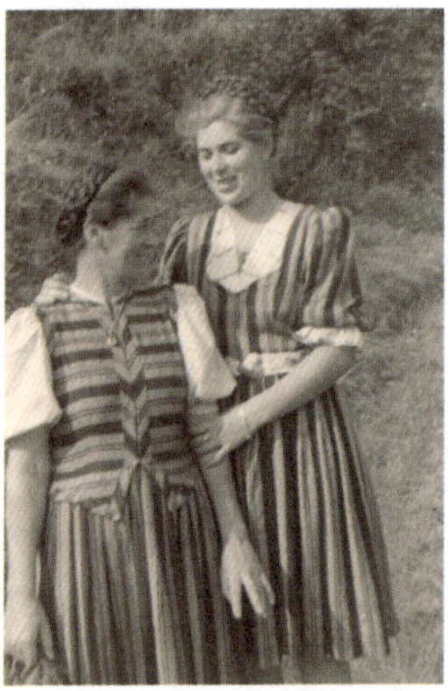

Nach dem Tod der Mutter im Jahr 1989 erlebt Ilse einen ersten psychischen Rückzug.

Ihr lebt im Krieg ohne Mann. Ihr seid wie Schwestern. Die Nähe verbindet. Sie schweißt Euch zusammen und endet nie.

Nähe ist nicht einfach. Nähe kann auch erdrücken. Hast Du Dich zu sehr untergeordnet?

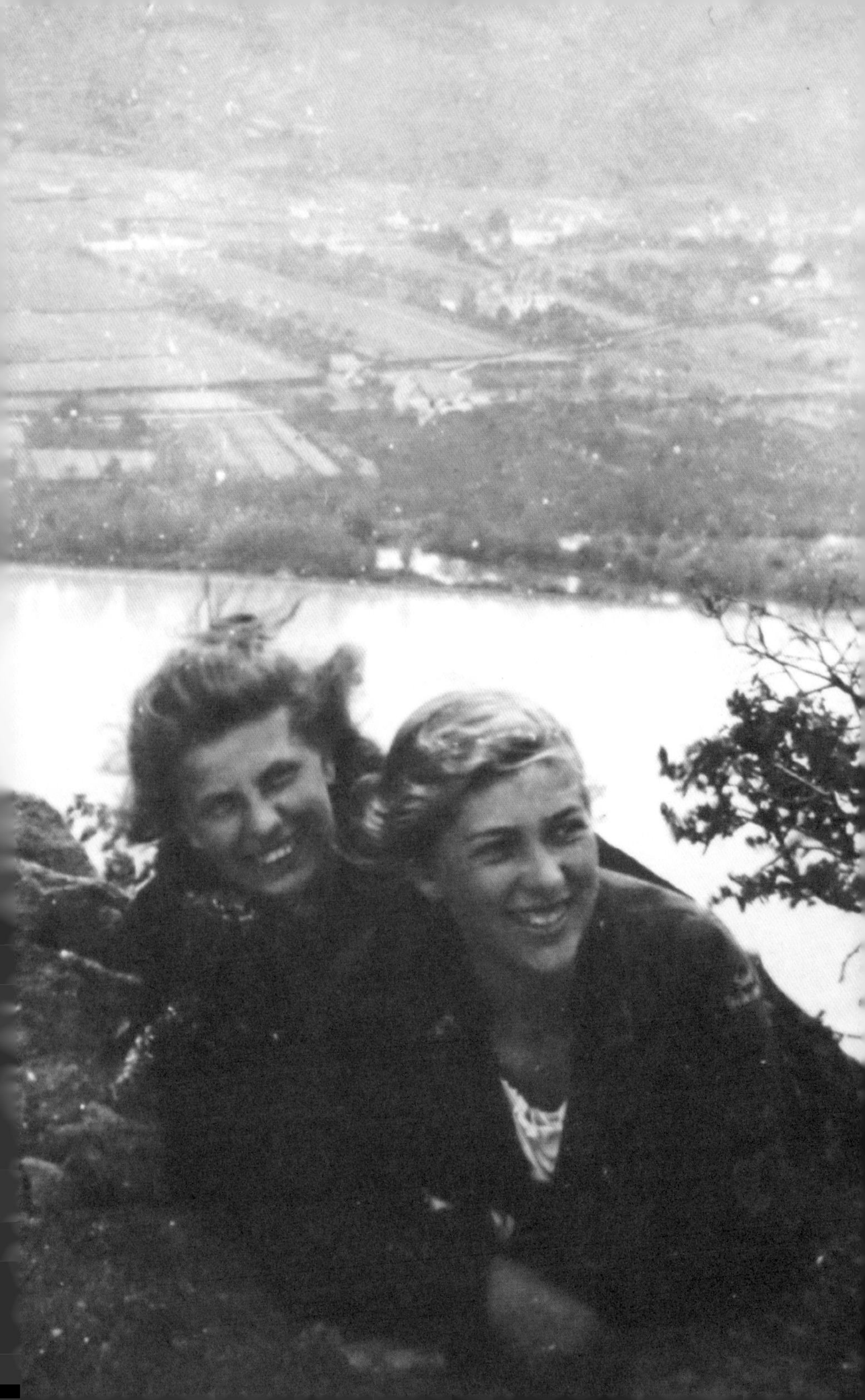

Nach dem Krieg absolviert Ilse bei den Englischen Fräulein in Krems die Hauswirtschaftsschule. Aus dieser Zeit stammen ihre perfekten Kochkünste und ihr Handarbeitsgeschick. Extra Geld verdient sie mit Seidenstickereien für ein exquisites Dessousgeschäft in der Wiener Kärntnerstraße.

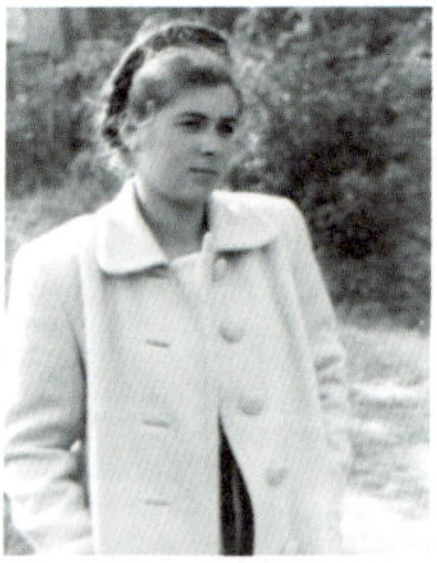

Ilse will Säuglingsschwester in Wien werden. Ein nicht verheilter Bienenstich zwingt sie zur Rückkehr nach Krems. In Wien ist sie von den Aufführungen der Staatsoper im damaligen „Theater an der Wien“ fasziniert. Sie erlebt alle namhaften Opernstars dieser Zeit vom Stehplatz aus und schwärmt auch später noch davon.

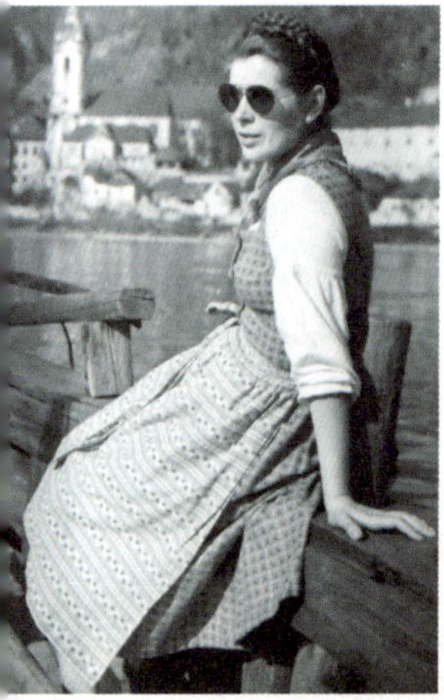

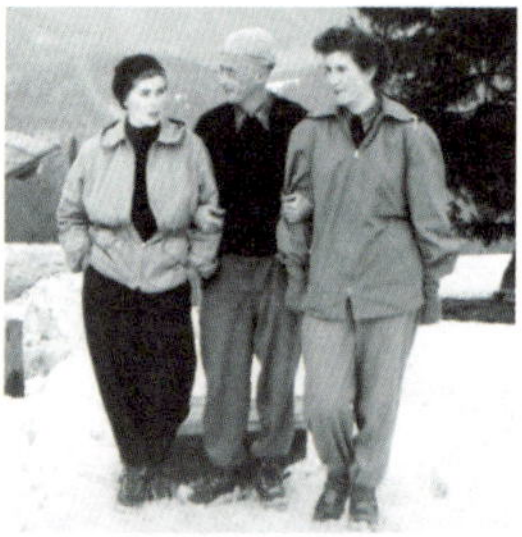

Die Arbeit in einer Kinderkrebsstation belastet sie aber offenbar psychisch zu sehr. In Krems wird sie Assistentin bei einem Zahnarzt.

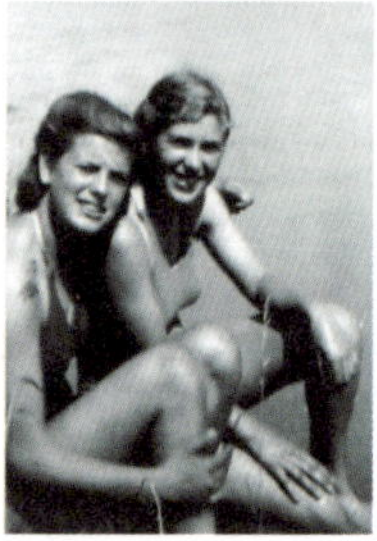

Du pflegst Deine persönlichen Freundschaften nur in der Jugend. Deine Familie wird zum Mittelpunkt.

Ernst Halmschlager ist Lehrer am Piaristengymnasium in Krems. Ernst und Ilse lernen sich Mitte der Fünfzigerjahre kennen und heiraten 1958. Ilse ist damals schon 30 Jahre alt. Mit

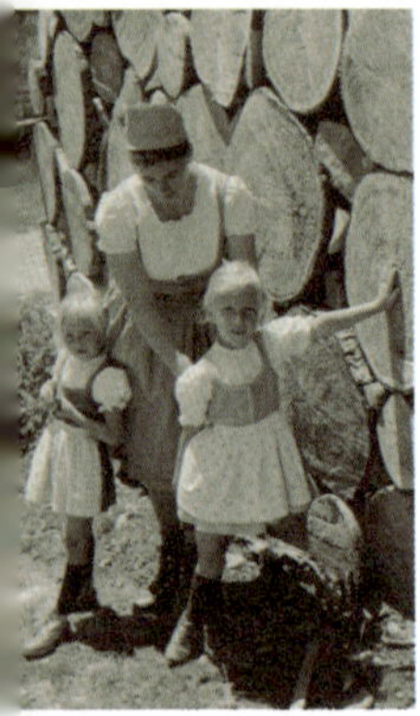

32 Jahren bezeichnet man sie bei meiner Geburt als „Altgebärende“. Meine Schwester Andrea kommt ein Jahr später zur Welt.

Mit der Geburt der Kinder gibt Ilse ihren Beruf auf und wird „Vollbluthausfrau“. Diese Entscheidung ist damals üblich und gesellschaftliche Anforderung. Ilse geht in dieser Rolle voll auf. Erst im Alter von 50 Jahren hätte sie gerne wieder einen eigenen Beruf. Dafür ist es zu dieser Zeit aber zu spät.

Ilse und Ernst bestellen beide den von den Großeltern übernommenen Weingarten und erzeugen eigenen Wein. Später werden die Weintrauben verkauft. Für die Großeltern ist der Weingarten ein wichtiger „Nebenerwerb“. Für die Eltern bedeutet er Pflicht und Liebhaberei.

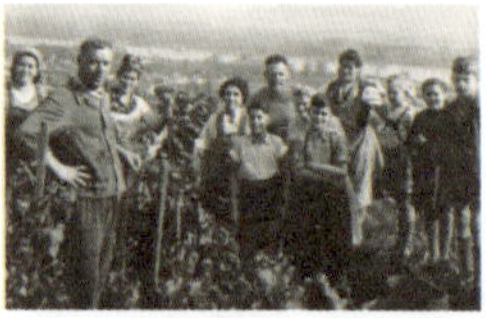

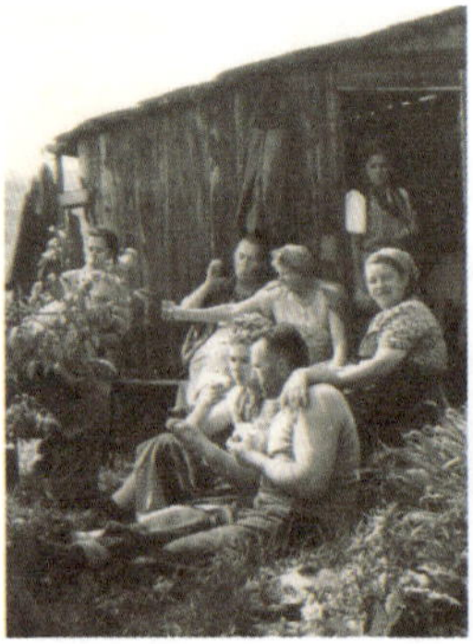

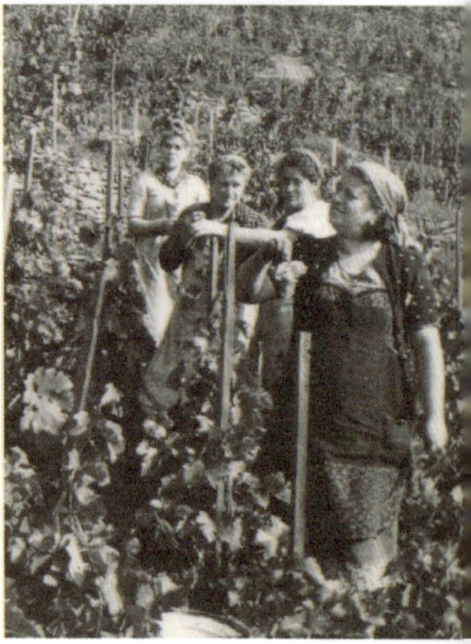

Du schuftest im Weingarten. Ist es Gehorsam oder eigener Wille?

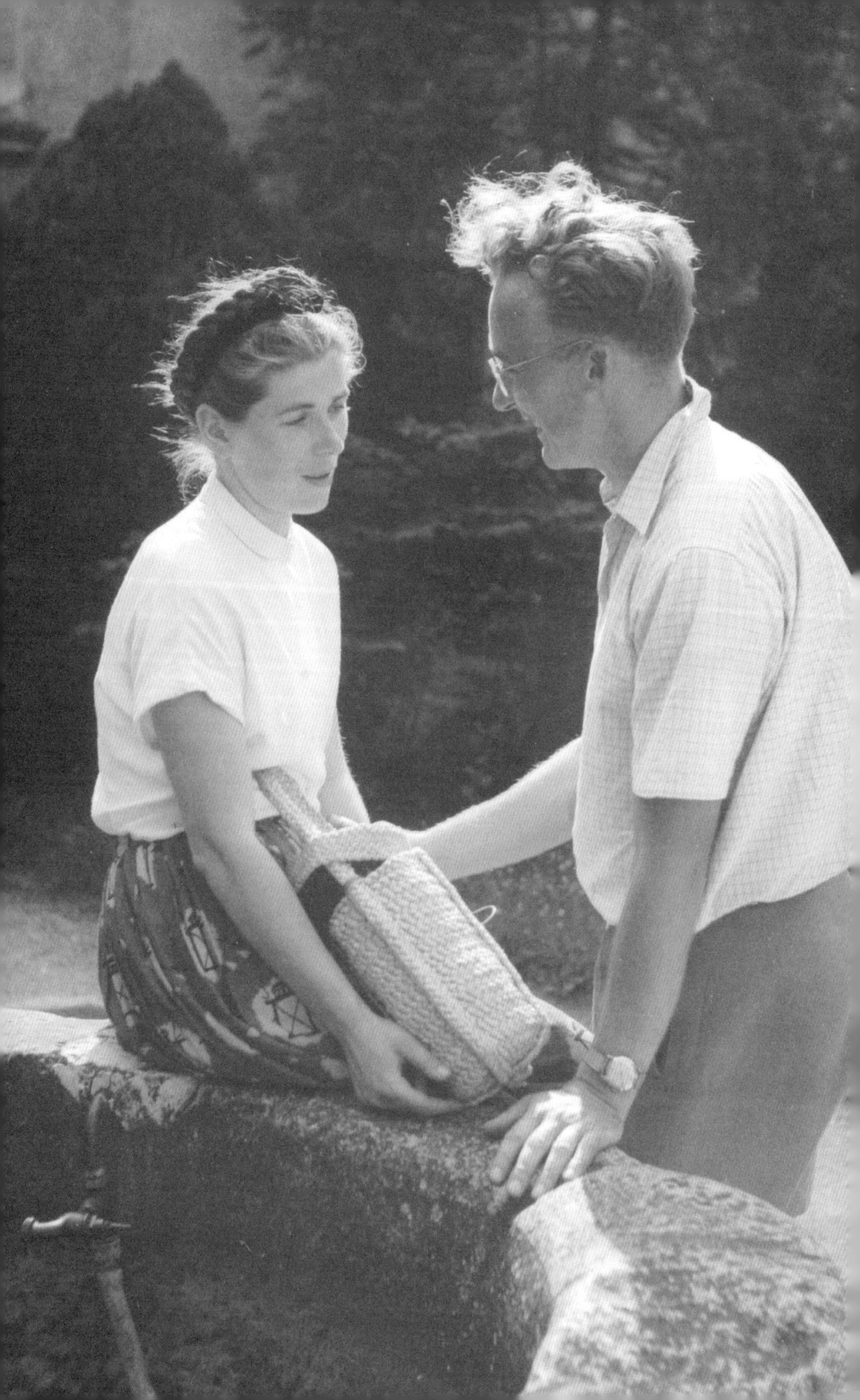

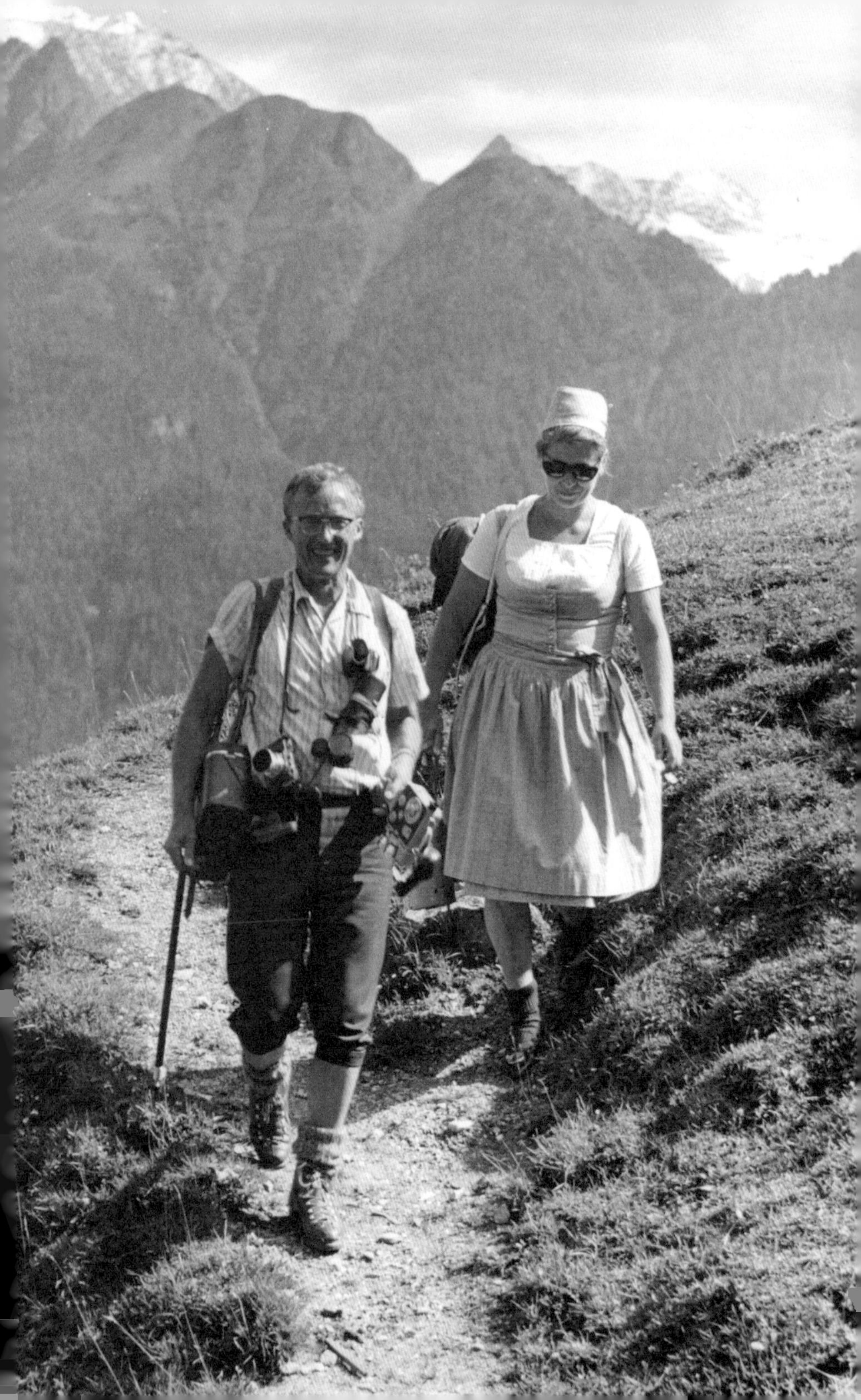

Ilse und Ernst reisen gerne. Sie sind viel in den Bergen. Ziele sind Italien, Frankreich, die Schweiz, England und Belgien. Wir sind einmal im Jahr am Meer. Viele Reisen unternehmen die Eltern aber auch allein.

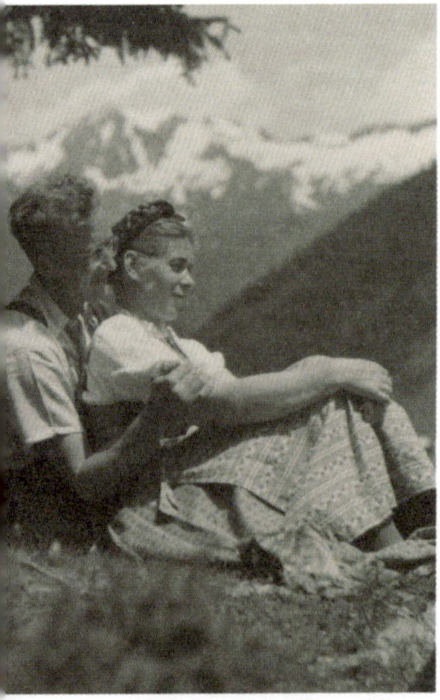

Großes Interesse haben Ilse und Ernst an Botanik. Wir unternehmen viele gemeinsame Spaziergänge und Wanderungen mit den Eltern. Sie kennen alle Pflanzen beim Namen und wissen auch über deren Heilkräfte und Bedeutung Bescheid. Liebe zur Natur und Einssein mit der Natur sind Ilse Lebensinhalt. In der Natur kommt sie zu sich selbst und schöpft Kraft.

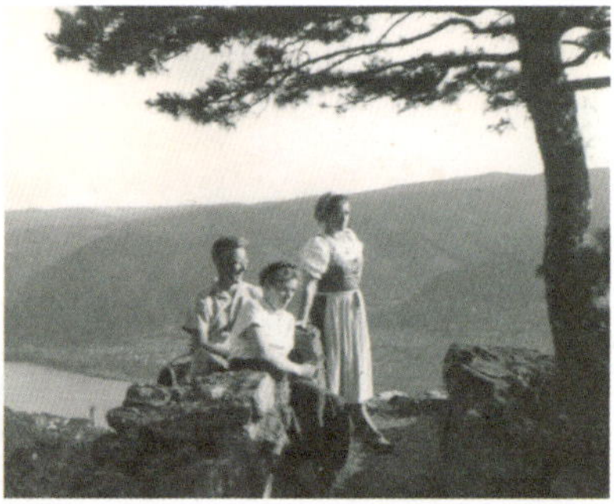

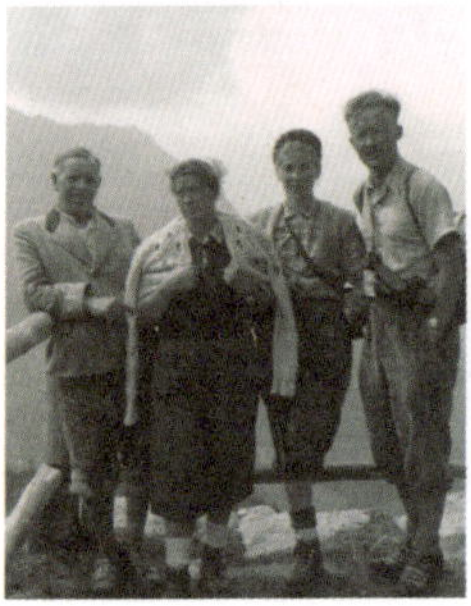

Miteinander allein sein?
Die Eltern waren oft dabei.
Wer hat wen mitgenommen?

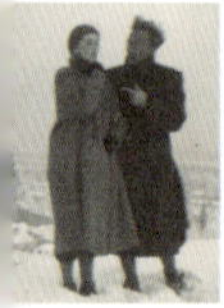

Vielleicht deswegen besitzen Ilse und Ernst nie ein Auto. Kurze Wege erledigen sie mit dem Fahrrad. Längere Reisen organisieren sie mit Bahn und Bus. Mit dem Flugzeug fliegen sie nie. Schon damals entdecken sie die „Langsamkeit des Reisens“ für sich.

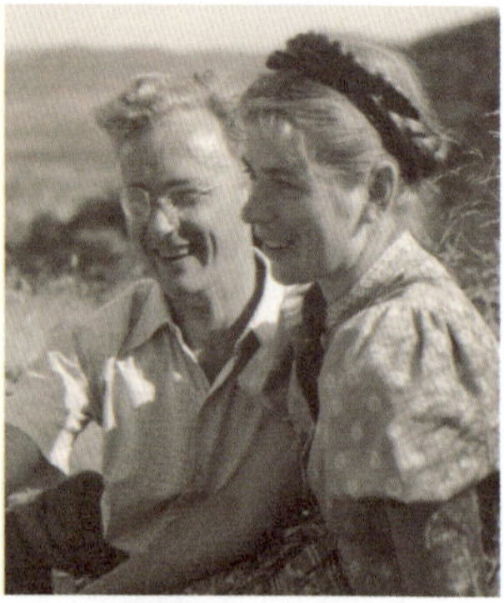

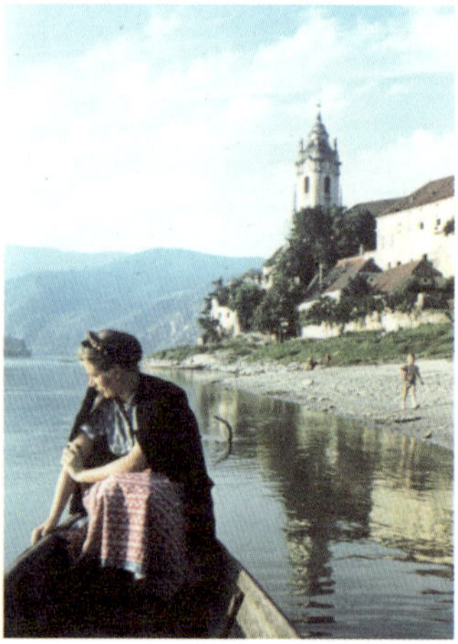

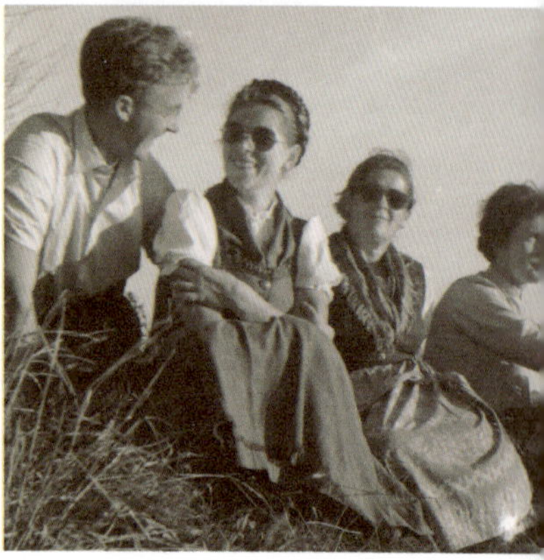

Die Langsamkeit findet sich auch in Ilses Lieblingsbüchern. Sie liebt Gedichte von Rainer Maria Rilke und Erich Fried.

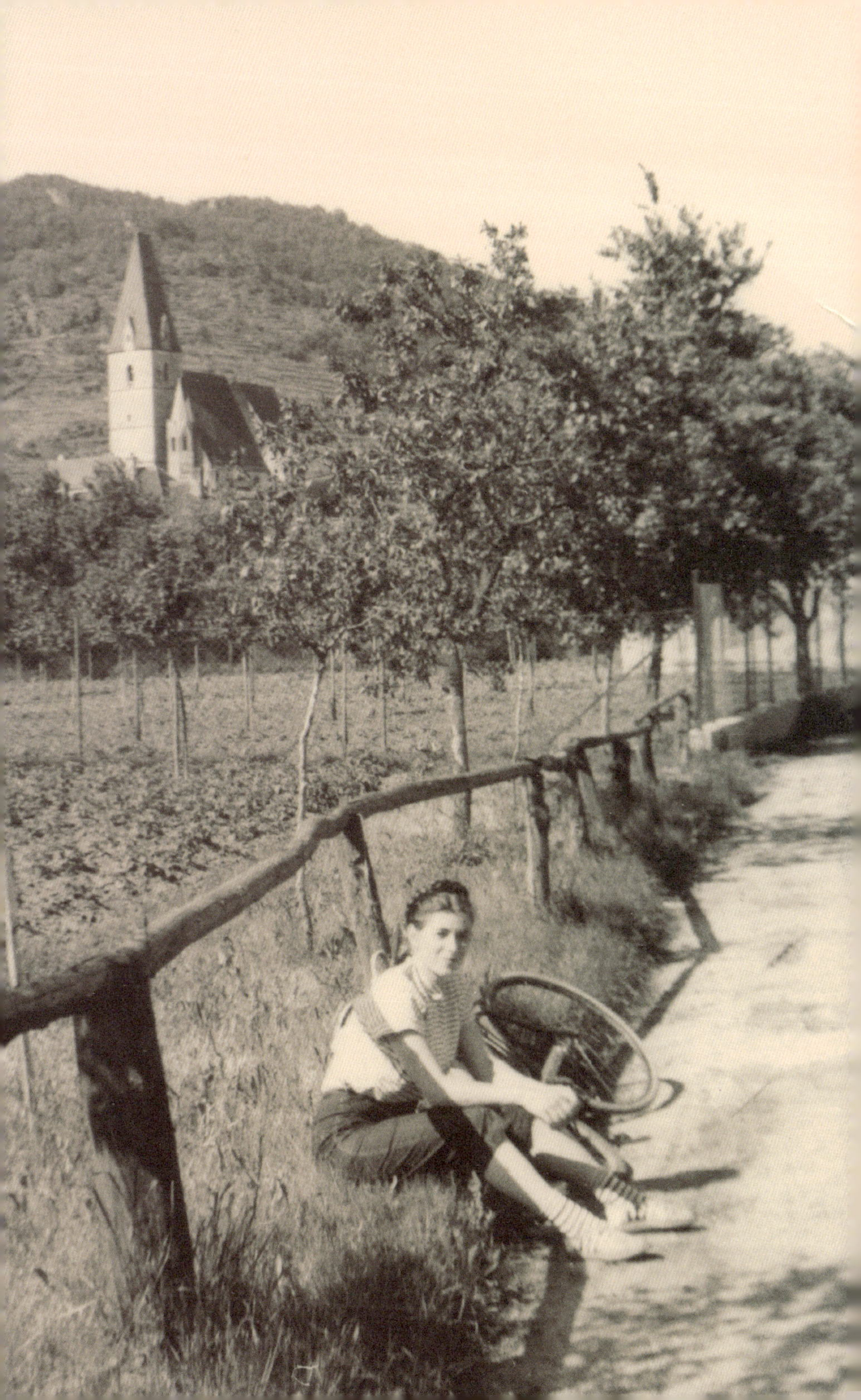

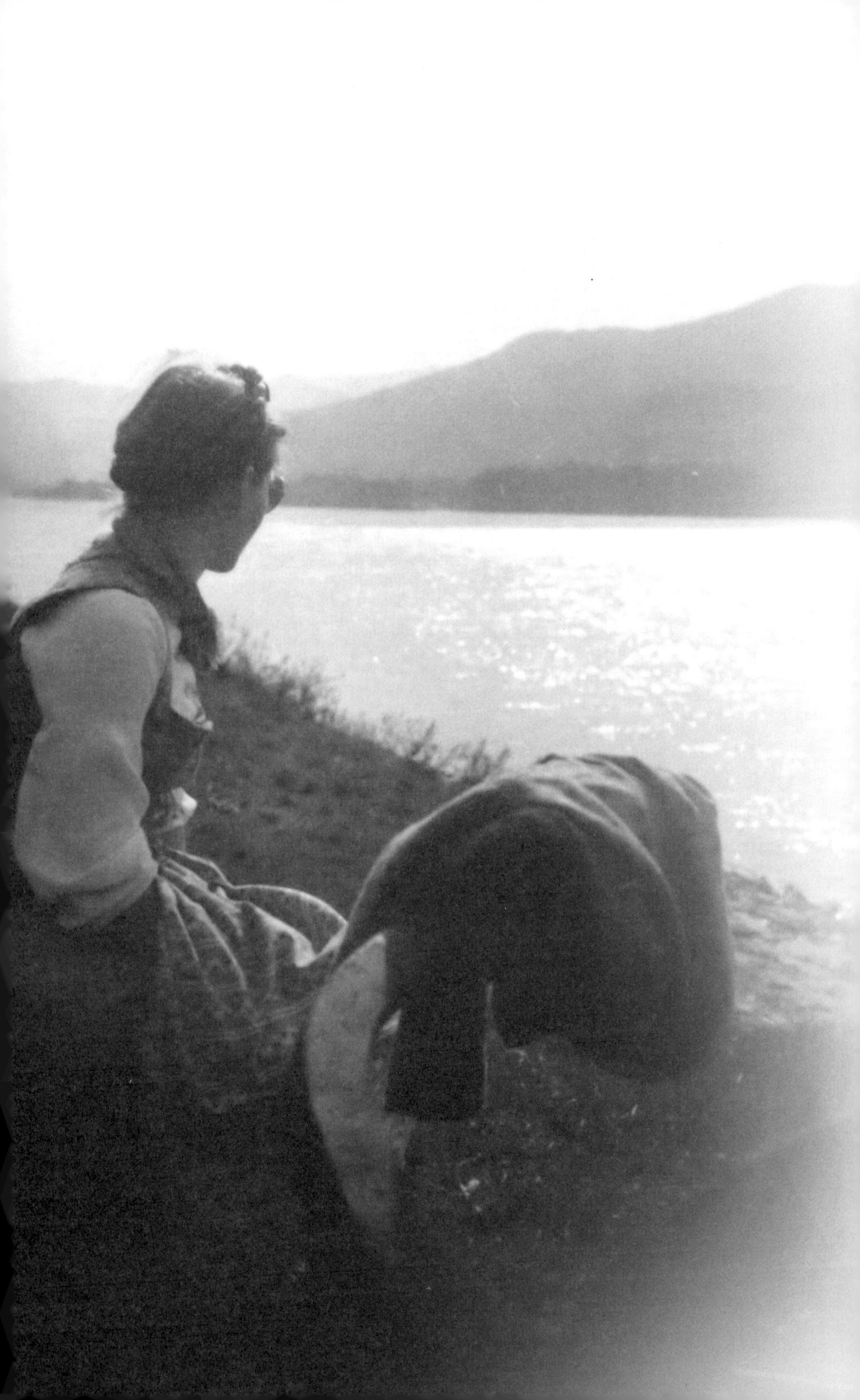

ERSTE ROSEN ERWACHEN

Erste Rosen erwachen,
und ihr Duften ist zag
wie ein leisleises Lachen;
flüchtig mit schwalbenflachen
Flügeln streift es den Tag;

und wohin du langst,
da ist alles noch Angst.

Jeder Schimmer ist scheu,
und kein Klang ist noch zahm,
und die Nacht ist zu neu,
und die Schönheit ist Scham.

Rainer Maria Rilke, 9.5.1898,
Florenz (San Miniato)

In der Lebensmitte besucht sie ihren ersten Yoga-Kurs und Yoga wird ihr zur täglichen Übung. Bis drei Jahre vor ihrem Tod macht sie Yoga-Übungen. Lange hilft ihr die Beschäftigung mit Yoga.

Mit zunehmender Demenz wird das ausdauernde Liegen und Sitzen zur Qual – für die anderen Teilnehmerinnen genauso wie für Ilse. Sie spricht und singt ständig. Reden ohne Ende und das Singen von Silben und Lauten ohne Worte ist eine der Phasen von Alzheimer. In der Yoga-Gruppe nervt sie damit. Ilse muss so sein.

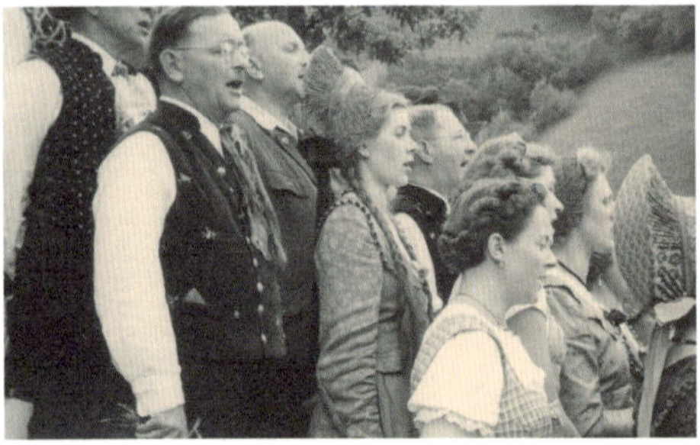

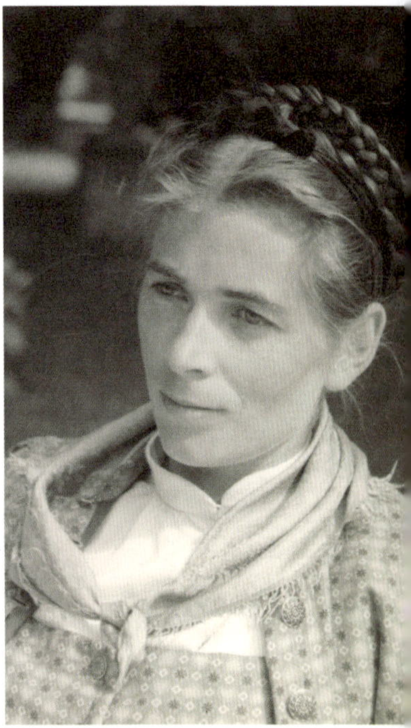

Singen und Yoga sind Deine Tiefe.
Singen überdauert Deine Worte.

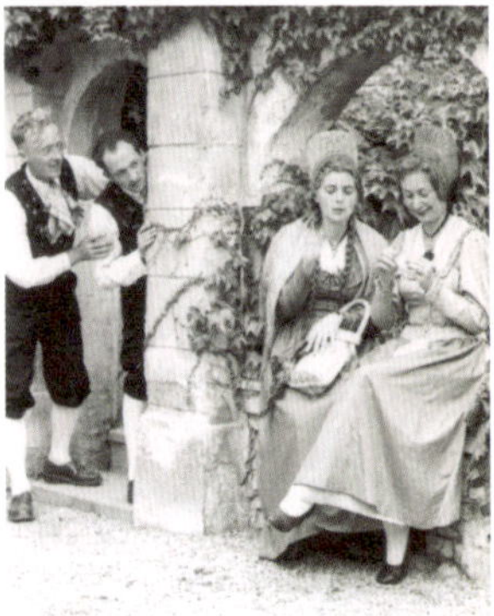

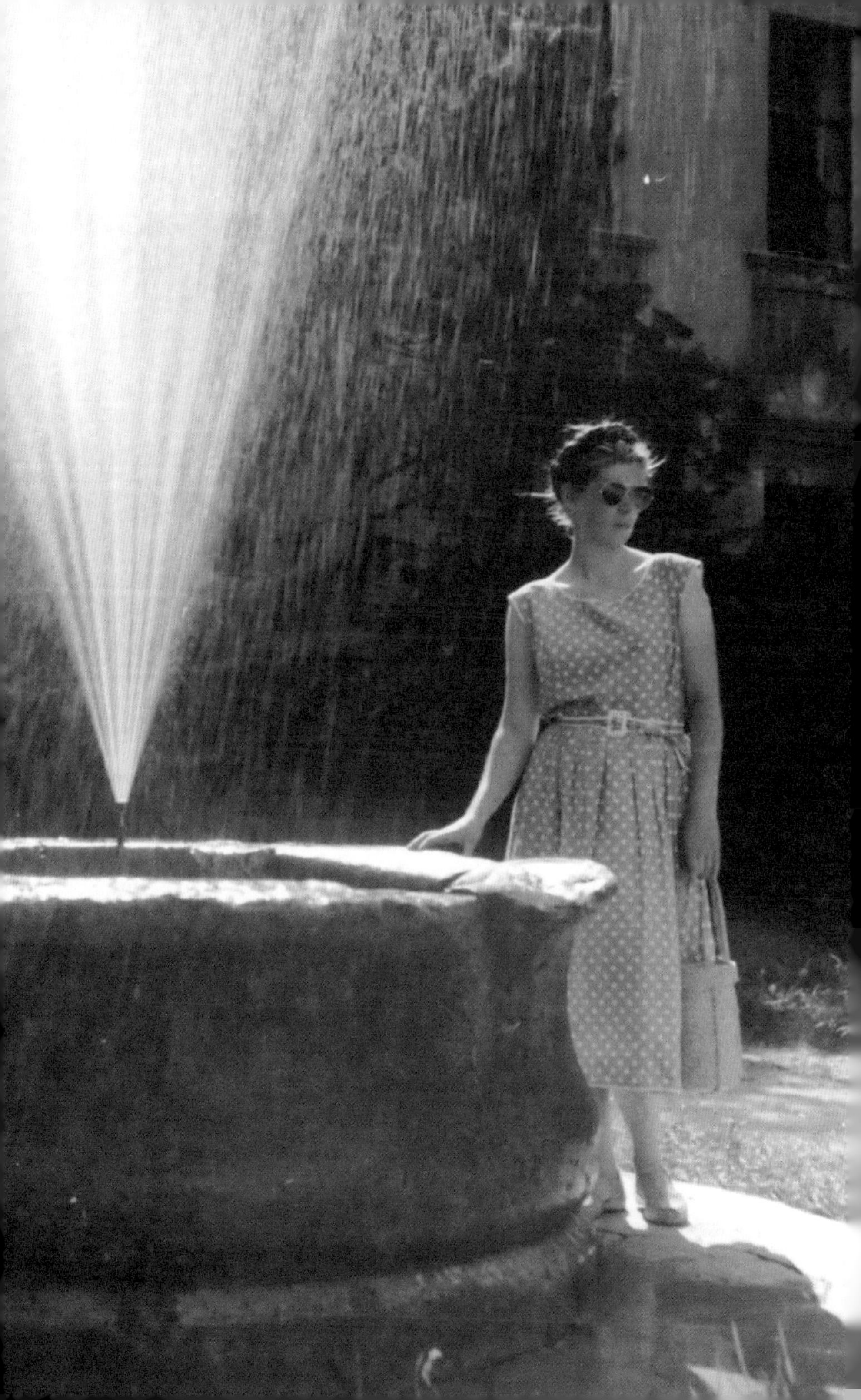

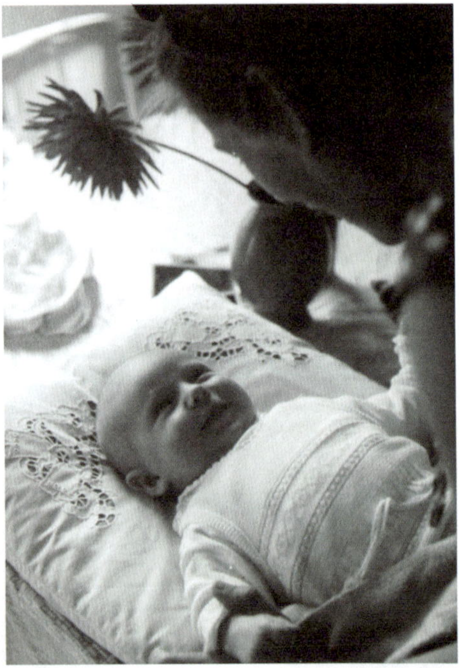

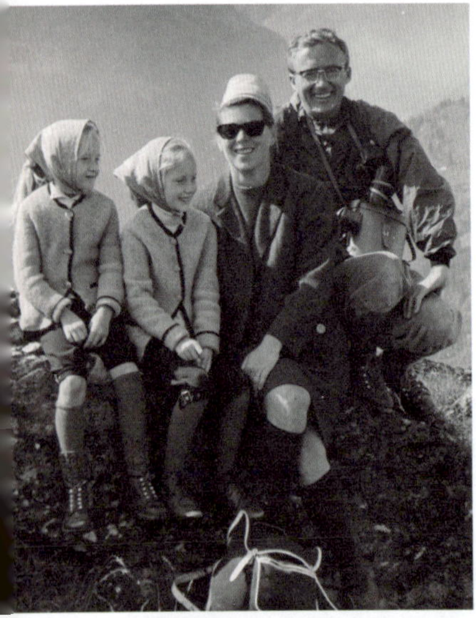

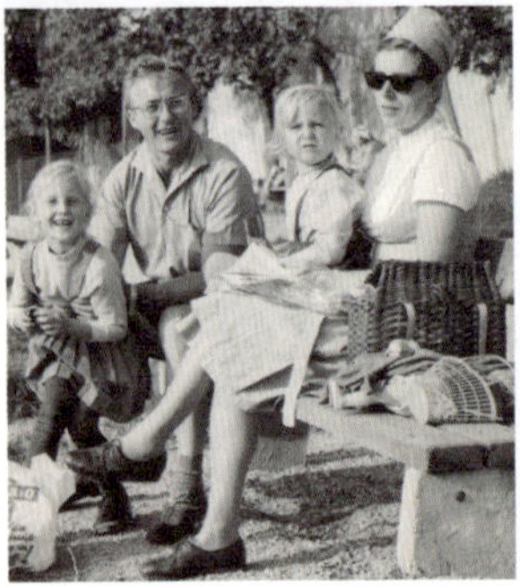

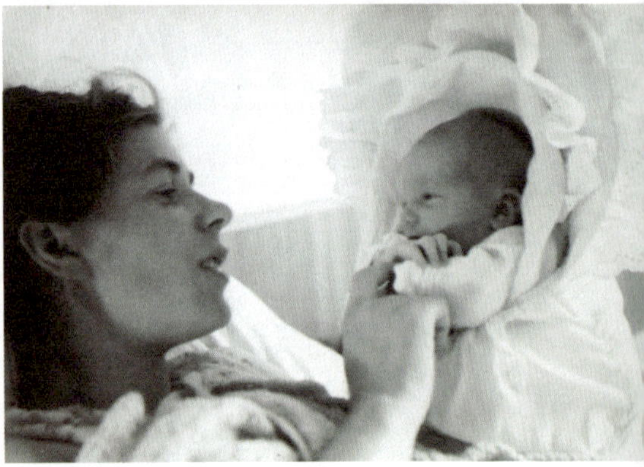

Ich fühle mich geborgen in Euren Händen.
Du lebst Deine Gefühle. Du nährst uns mit Liebe.

Ilse ist eine sehr umsorgende Mutter mit starken Ängsten. Sie gibt uns diese Ängste mit. Heute müssen und wollen wir uns damit auseinandersetzen. Die Angst vor dem Urteil anderer Menschen setzt sie ein Leben lang unter Druck und bestimmt ihr Leben. Obwohl sie eine starke Persönlichkeit ist, fühlt sie sich in der Kleinstadt Krems eingeengt. Ilse hat einen starken Willen. Als „brave Tochter" kann sie dem noch stärkeren Willen ihrer eigenen Mutter aber wenig entgegensetzen.
Das Ja sagen und stilles Dulden prägen Ilses Lebensweg. „Stummes Ertragen", „Stilles Leiden" und „Gefallen-Wollen" sind die Worte, die für Ilses Leben zutreffen.

Der Weg aus dieser Lebenshaltung ist Ilse nur nach innen möglich. Der Rückzug nach innen führt zuerst in eine depressive Stimmung. Bei Reisen nach Frankreich ist es ihr lange Zeit egal, dass sie nicht Französisch spricht.
Mit zunehmendem Alter fühlt sie sich aber ausgeschlossen und wird weinerlich.

Ilse ist in ihrer Generation kein Einzelfall. Über Probleme reden ist nicht möglich. Als Folge restriktiver Erziehung im Nationalsozialismus und Angst vor Repressalien sind offene Gespräche über eigene Bedürfnisse nicht möglich. Viele Probleme können damit nicht aufgelöst werden und werden verdrängt.

Standardsätze sind für sie Lebensgerüst:
„Ich kann nicht verstehen, worüber Ihr Euch Gedanken macht – wir mussten in Eurem Alter schauen, dass wir etwas zu essen haben."
„Welche Sorgen Ihr Euch macht!"
„Denkt daran, was die anderen Leute sagen!"

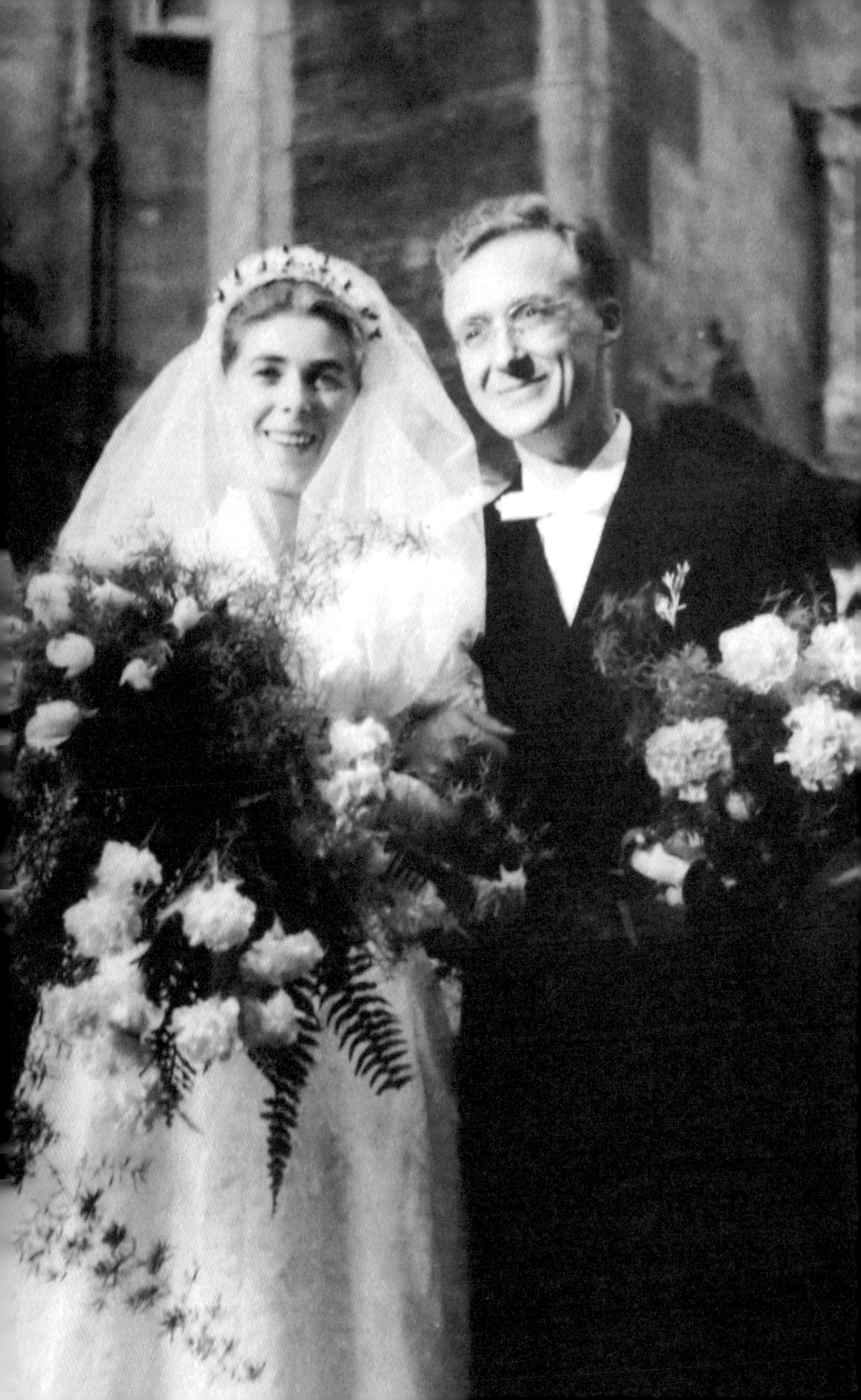

Mit dem Tod von ihrem Mann Ernst im Jahr 1995 verändert sich Ilses Leben. Für uns zunächst nur unmerklich. Für sie geht vermutlich die Struktur der täglichen Gewohnheiten verloren.

Unser Vater hat viele ihrer Defizite ausgeglichen. Er verliert dadurch viel Energie. Ilse kann seine Hilfe nicht annehmen und feindet ihn oft an. Ob die Unstimmigkeiten zwischen den beiden Beziehungsprobleme sind oder Auswirkungen ihrer beginnenden Demenz – wir wissen es nicht.

Ist es Liebe oder Konzept? Du heiratest Ernst.
Die Männer waren nach dem Krieg rar.

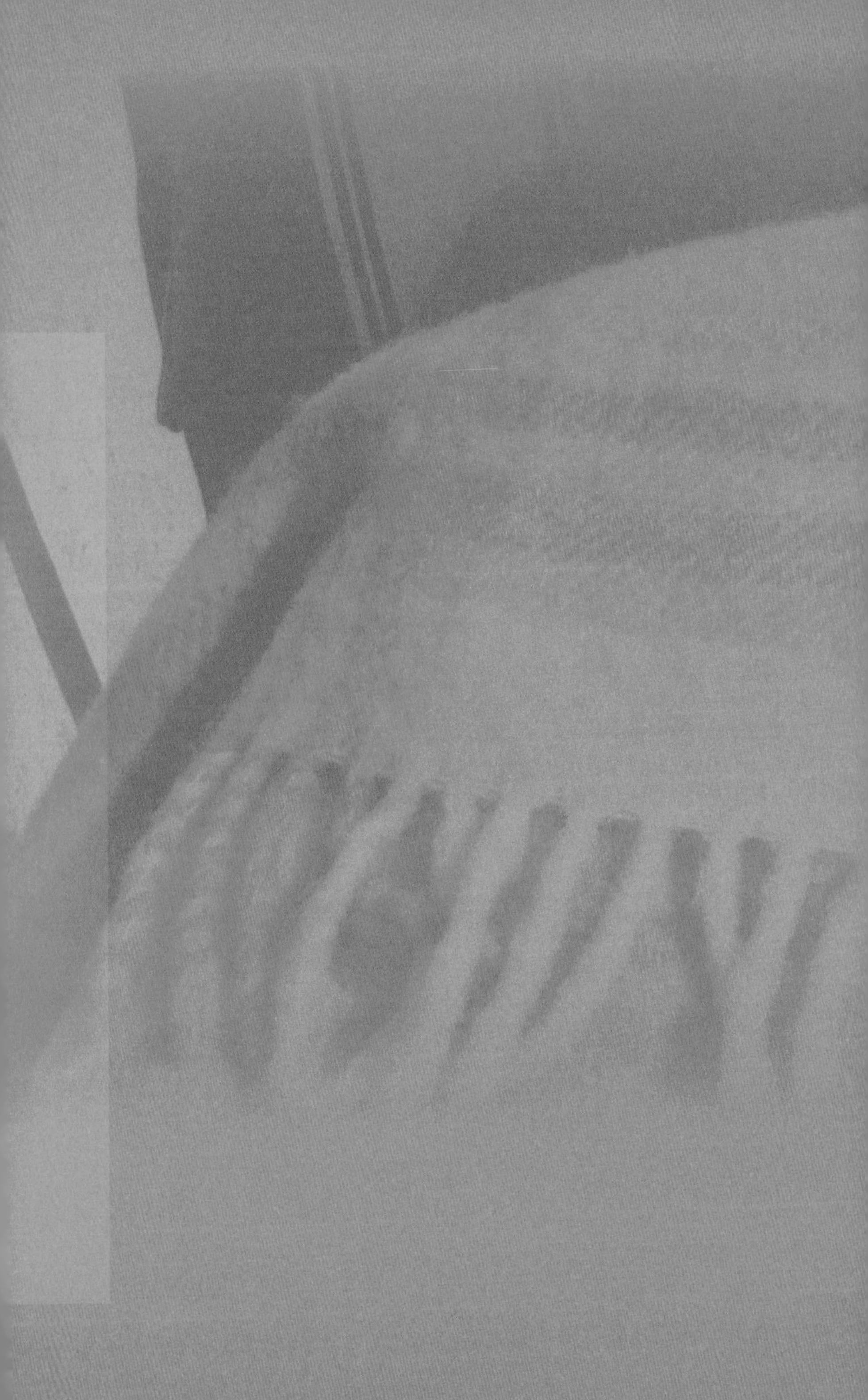

3.

Erste Beobachtungen

– DER BEGINN VON ALZHEIMER BEI ILSE

Ein genauer Zeitpunkt für den Beginn von Alzheimer lässt sich nicht mehr feststellen. Der Beginn muss eine schleichende Entwicklung sein. Wir merken es lange nicht. Mögliche Vorzeichen können genauso gut Eigensinnigkeiten oder Bequemlichkeiten sein und werden erst im Nachhinein als Symptome erkannt.

Unsere Mutter verwendet bereits ab dem Alter von 40 Jahren häufig das Wort „Dings". Wenn sie bei Erzählungen einen Namen oder Worte sucht, gelingt ihr das nicht immer. Als Jugendliche ist mir das nicht immer angenehm. Ich empfinde unsere Mutter als Frau, die sich nicht besonders bemüht ihre Gedächtnisprobleme zu lösen. Mir ist das als ältere Tochter peinlich, es muss aber kein Vorzeichen von Alzheimer sein. Es kann einfach auch nur die Charaktereigenschaft meiner Mutter sein. Vielleicht ist ihr die Suche nach guten Ausdrücken und den richtigen Worten einfach nicht wichtig.

Ilse ist sehr sensibel und gefühlsbetont. Sie kann herzlich sein und sehr viel Liebe geben. Der Tod ihrer Mutter ist für sie ein erster Schock. Aus unserer Sicht verliert sie dadurch so etwas wie eine Basis in ihrem Leben.

Wir empfinden sie als Frau in der hormonellen Umstellung, die oft weinerlich ist, die sich ausgeschlossen fühlt. Sie ordnet sich unter und versteckt sich hinter Schweigen. Nachdem Ilse nie besonders gesprächig war, fallen diese kleinen Veränderungen des Wesens nicht besonders auf. Ilse spricht oft über das Wetter, vielleicht weil sie sich bei diesem Thema sicher ist und dabei ihre Gefühle nicht offenbaren muss. Gefühle ausdrücken ist ihre Stärke – aber nicht mit Worten.

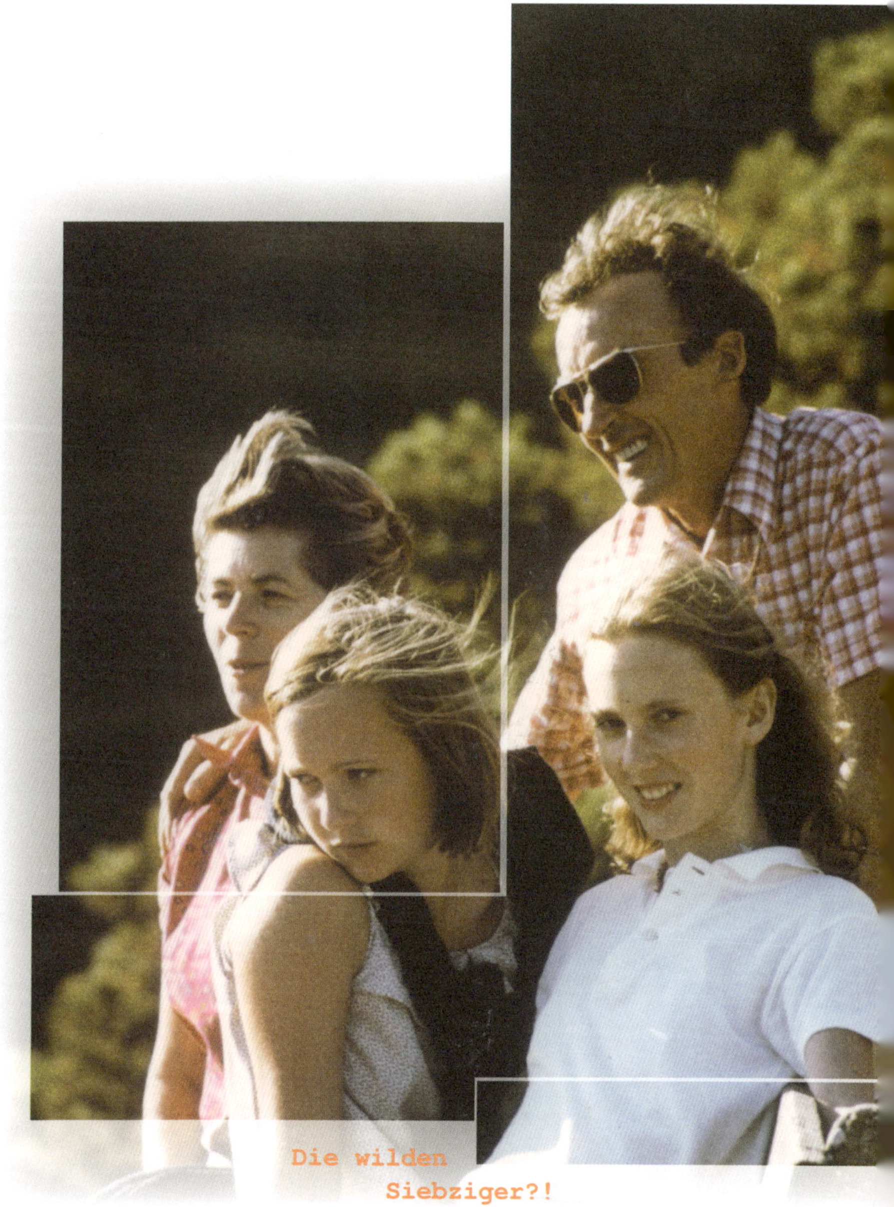

Die wilden
Siebziger?!

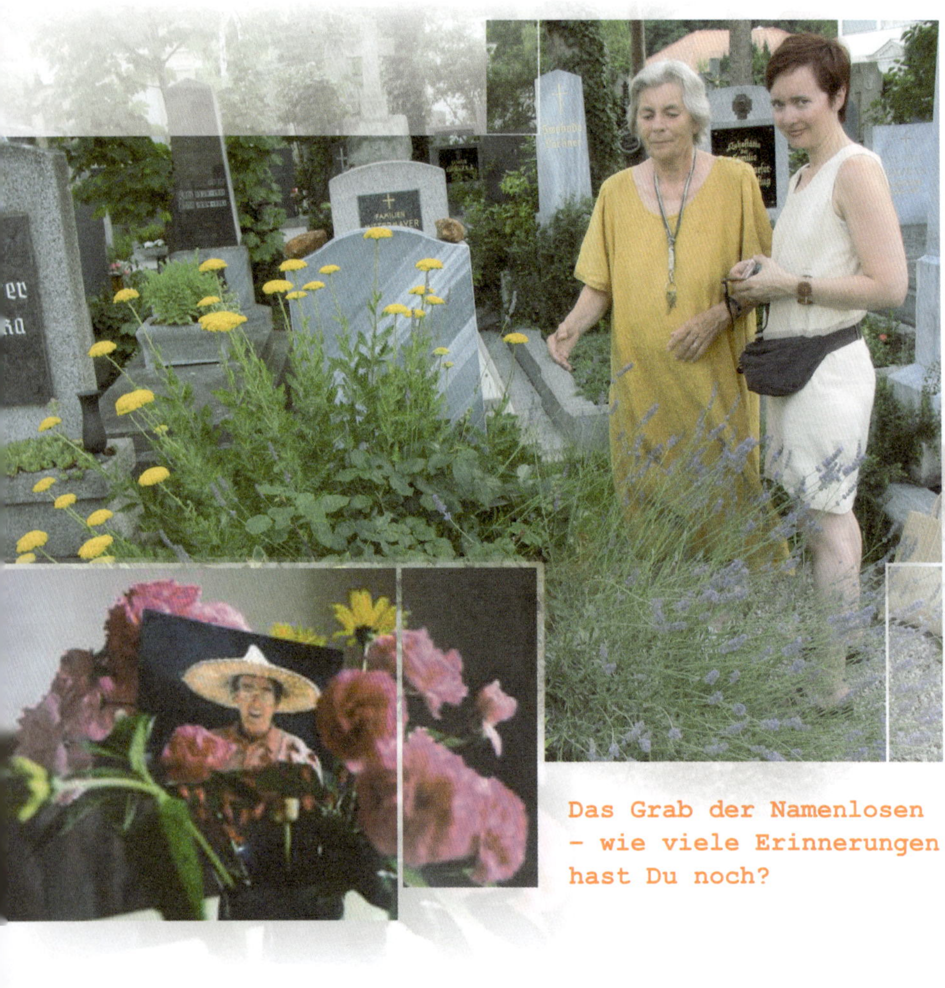

Das Grab der Namenlosen – wie viele Erinnerungen hast Du noch?

Ilse ist großzügig – eine Eigenschaft, die sich in den Jahren vor dem Tod unseres Vaters verändert. Der Tod ihres Mannes Ernst ist für sie der zweite Schock in ihrem Leben. Wenn Schockerlebnisse bei beginnenden Krankheiten Schübe machen, könnte der Verlust von Ernst ein Schub sein. Vielleicht werden nach dem Tod unseres Vaters die von ihm bis dahin ausgeglichenen Defizite erst sichtbar.

Nach dem Tod ihrer Mutter hat Ilse im Alter von 58 Jahren den Mut zu einer Operation mit Vollnarkose. Nach dieser Operation verändert sich aus unserer Sicht ihre Persönlichkeit. Sie wird unfreundlicher, nachtragender und abweisender. Ilse hat oft Migräne und sogenannte „spinnerte" Tage. Für uns Töchter ist sie eine Frau, die manchmal „nicht besonders gut drauf" ist. Vielleicht bemerkt sie damals schon, dass mit ihrem Gedächtnis etwas nicht mehr ganz stimmt.

Auffallend ist, dass Ilse nach dem Tod von Ernst alles auf Notizzetteln aufschreibt. Sie schreibt nicht nur normale Einkaufszettel oder Erinnerungsnotizen. Sie schreibt auch einzelne Worte auf. Oder sie hört eine Sängerin im Radio und notiert deren Namen auf bis zu fünf Zetteln. Das Geburtsdatum ihrer Tochter Andrea notiert sie zum Beispiel immer wieder auf abgerissenen Zetteln – so als ob sie üben und sich selbst eine Stütze geben wollte. Wahrscheinlich ist ihr zu dieser Zeit bewusst, dass sie sich vieles nicht mehr merken kann. Auffallend ist auch, dass Ilse kaum um ihren Mann trauert. Nur beim Begräbnis weint sie ein wenig. Sie vermittelt eher den Eindruck, dass sie vor Angst erstarrt ist. Bereits in den drei Monaten vor dem Tod ihres Mannes zieht sie sich zurück. Wir vermuten heute, dass sie Angst vor dem Unausgesprochenen hatte. Ob sie ihn aus Angst nicht im Krankenhaus besucht oder ob sie den Weg ins Krankenhaus nicht findet – Tatsache ist, Ilse besucht ihren Mann nur selten im Krankenhaus.

Ilse ist eine sehr gute Köchin und kann besonders gut backen. Zwei Jahre nach dem Tod ihres Mannes bitte ich sie deshalb um Weihnachtskekse. Bei meinem Besuch in Krems stehen am Küchentisch verpackte Zutaten im Übermaß. Wie sie damit umgehen soll, hat Ilse zu diesem Zeitpunkt vergessen. Das ist der Zeitpunkt, ab dem sie auch nicht mehr kochen kann. Wir bestellen „Essen auf Rädern“.

Weil sie Datteln mag und weil Datteln gesund sind, bringen wir Ilse oft Datteln mit. Ilse hat immer schon gerne Kerne gepflanzt und zieht daraus Pflanzen. Mit dem Beginn von Alzheimer wird daraus so etwas wie eine Sucht oder eine übertrieben wiederkehrende Handlung. Sie entsorgt die Kerne kaum noch im Müll. Die Folge ist eine Vielzahl an Dattelpalmen auf den Fensterbrettern.

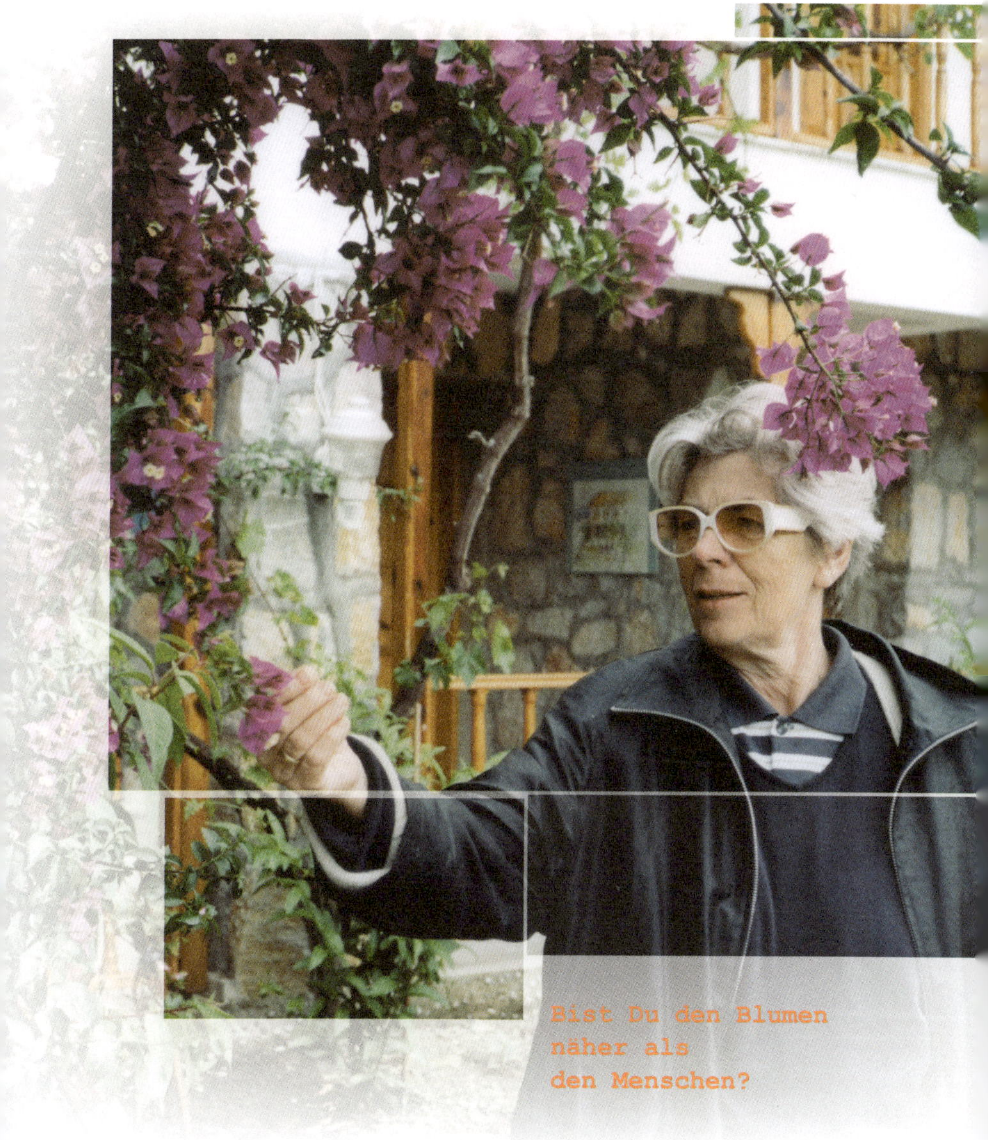

Bist Du den Blumen
näher als
den Menschen?

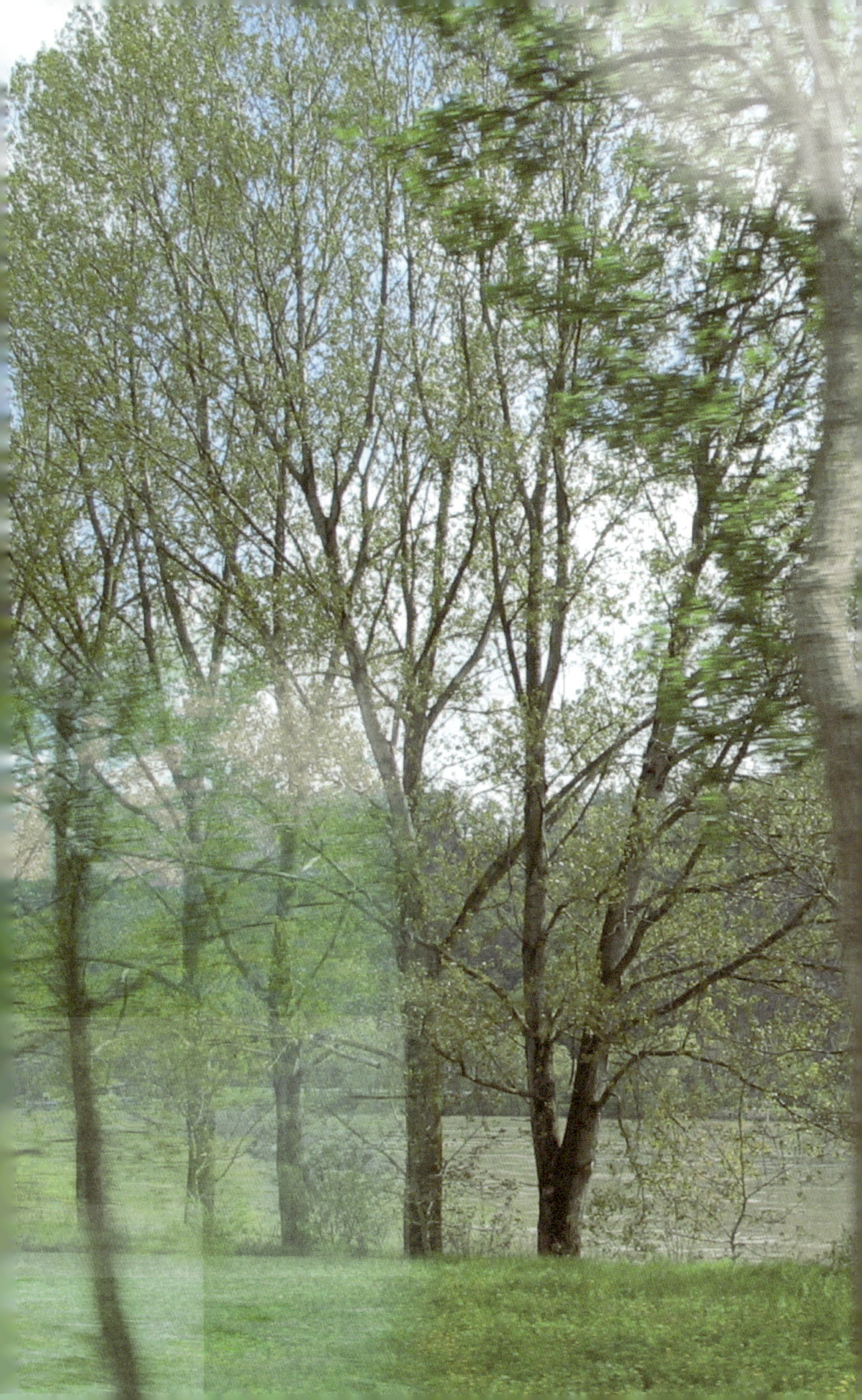

Die nächste zwanghafte Handlung, die sich entwickelt, ist Weglaufen. Ilse wird eine „Getriebene".
Einer meiner Schulfreunde erzählt folgende Geschichte: Er ist am Stadtrand von Krems mit dem Auto auf der Schnellstraße nach Wien unterwegs. Er erkennt, wie meine Mutter auf dieser Straße ohne Gehsteig dahineilt und verständigt die Polizei. Wir erfahren davon erst später. Aber offensichtlich wird sie etliche Male von der Polizei nach Hause gebracht.

Ich lebe und arbeite in Salzburg. Eines Abends kann ich meine Mutter telefonisch nicht erreichen. Weil es schon spät in der Nacht ist, erkundige ich mich bei der Polizei und im Spital nach ihr. Ilse ist tatsächlich im Krankenhaus. Sie wird von der Rettung eingeliefert, nachdem man sie zehn Kilometer außerhalb von Krems findet. Sie steht in einem Bach und weiß nicht mehr, wo sie ist. Zeugen berichten, dass sie erschöpft und dehydriert wirkt. Ab diesem Zeitpunkt zweifeln wir, ob Ilse noch alleine leben kann.

Ich fahre zu Dir
und ich bin angespannt.
Ich fahre weg von Dir
und ich weine.
Der Abstand tut gut.

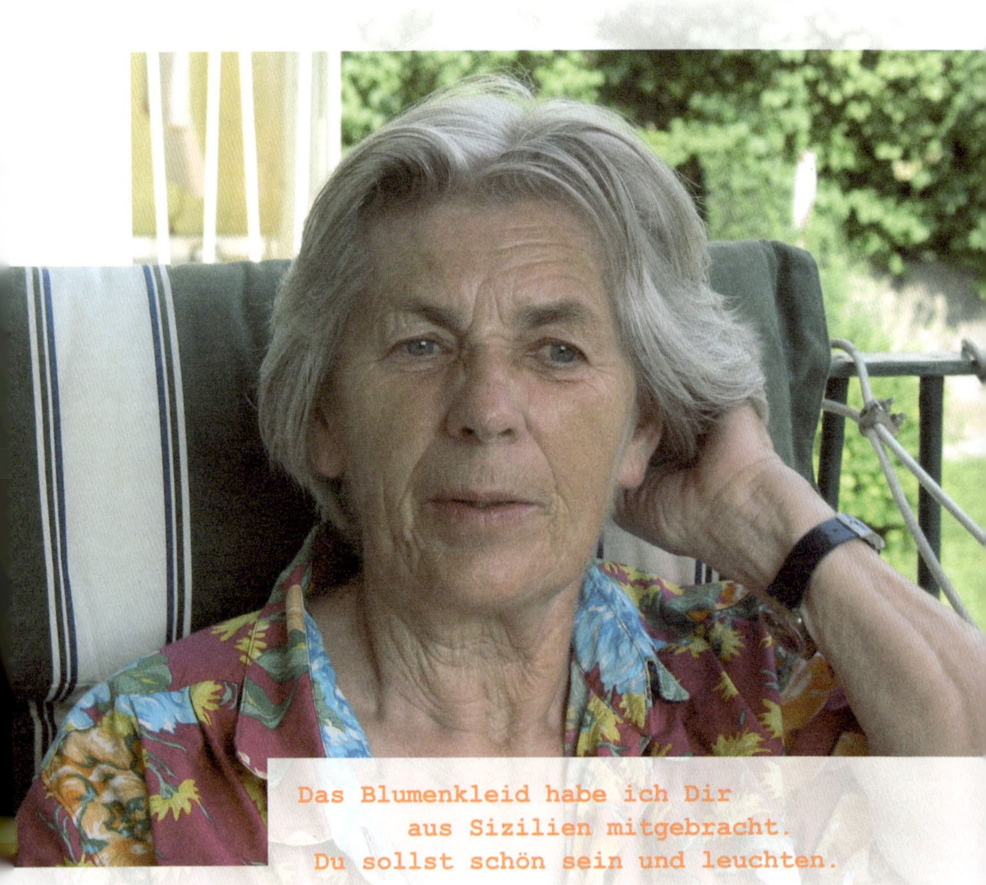
Das Blumenkleid habe ich Dir
aus Sizilien mitgebracht.
Du sollst schön sein und leuchten.

Wir haben lange verdrängt, dass unsere Mutter Alzheimer haben könnte. Erst knapp drei Jahre nach dem Tod unseres Vaters wird Anfang 1999 festgestellt, dass Ilses Gehirn Veränderungen zeigt. Nach der Untersuchung in der Gedächtnisambulanz in Wien und einer Computertomographie gibt es folgende Mitteilung: „Hirnatrophie mit Ausweitung der äußeren und inneren Liquorräume. Intracerebrale Herde lassen sich nicht nachweisen. Für einen raumfordernden Prozess keine Hinweise, kein Anhaltspunkt für einen Rindeninsult.“ Die Diagnose im AKH in Wien lautet: „Dementielles Syndrom bei leichtem Vitamin B12-Mangel.“

Im Januar 2001 wird in der Christian-Doppler-Klinik in Salzburg „Morbus Alzheimer“ diagnostiziert.

Nach dem Tod unseres Vaters im Dezember 1995 lebt Ilse noch knapp sieben Jahre allein. Caritas-MitarbeiterInnen schauen zunächst einmal in der Woche bei ihr vorbei und reden mit ihr. Später kommen sie täglich und kontrollieren auch, ob Ilse ihre Mahlzeiten tatsächlich isst und wie es ihr geht. Sie empfinden Ilse als apathisch und abwesend. Umgekehrt empfindet unsere Mutter nicht alle Caritas-MitarbeiterInnen als gleich sympathisch und manche lehnt sie auch ab.

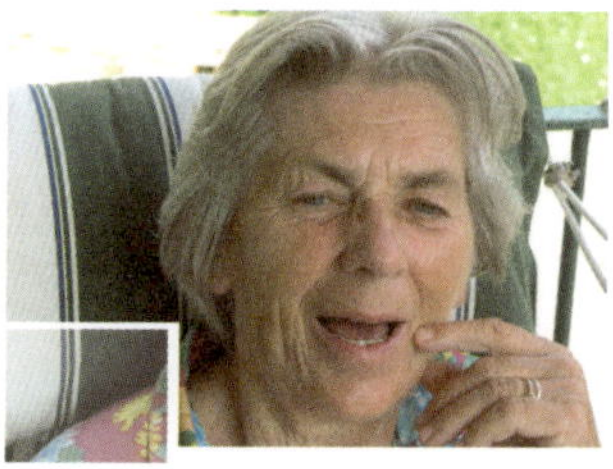

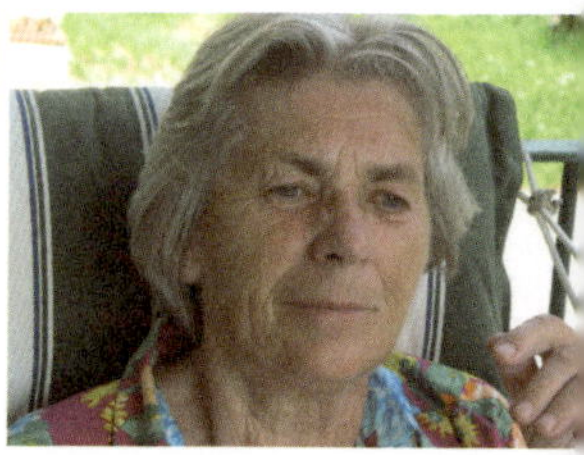

Für uns ist diese Phase von Alzheimer die erste schwierige Phase. Ärger und Scham sind erste Reaktionen – und auch Unverständnis. Töchter sehen ihre Mütter lange als Frau, von der sie Schutz erwarten dürfen. Sie sehen sie als Frau, die man immer fragen kann und die stark ist. Jede Tochter hat nur eine Mutter. Dass eine Mutter nicht mehr die Mutterrolle übernimmt, ist undenkbar. Ilse hat Andrea und mich bis zu diesem Zeitpunkt immer geschützt, nicht wir mussten sie schützen.

Der Abschied von dieser starken Mutter ist schwierig. Es gibt innere Widerstände. Die Veränderungen fordern uns. Wir müssen uns um unsere Mutter jetzt sehr viel kümmern. Das nimmt auch uns die eigene Freiheit. Wir fühlen uns für Ilse verantwortlich. Wir haben keine Chance. Wir werden nicht gefragt.

Du stehst ständig
in den Startlöchern.
Jeden Moment
läufst Du los.

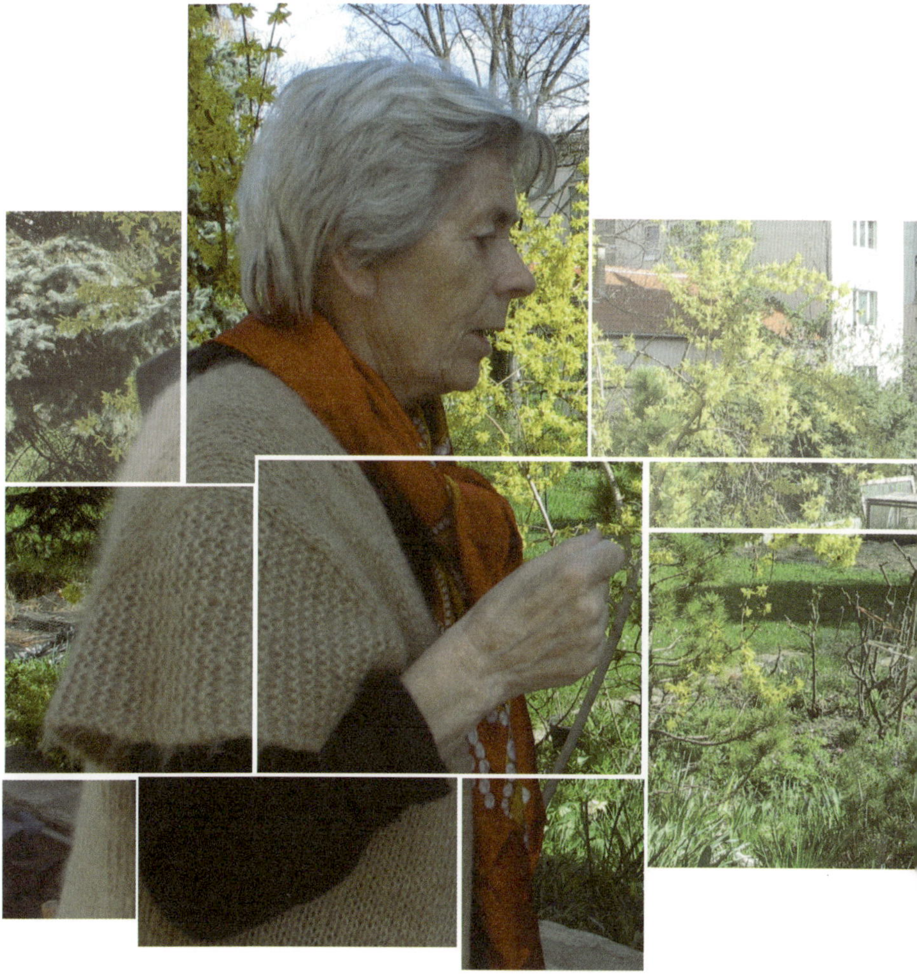

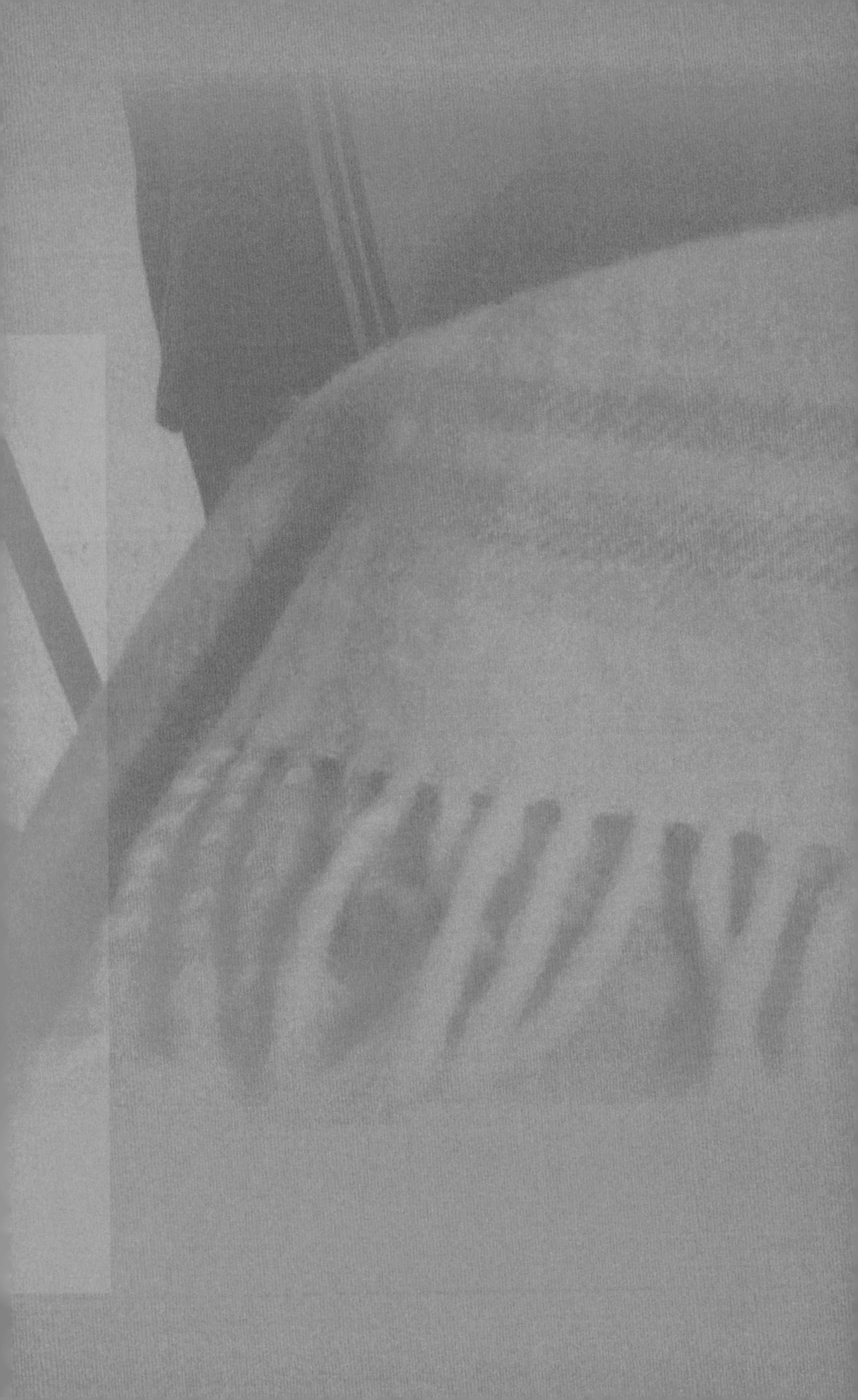

4.

DIE LANGE ZEIT DES VERGESSENS

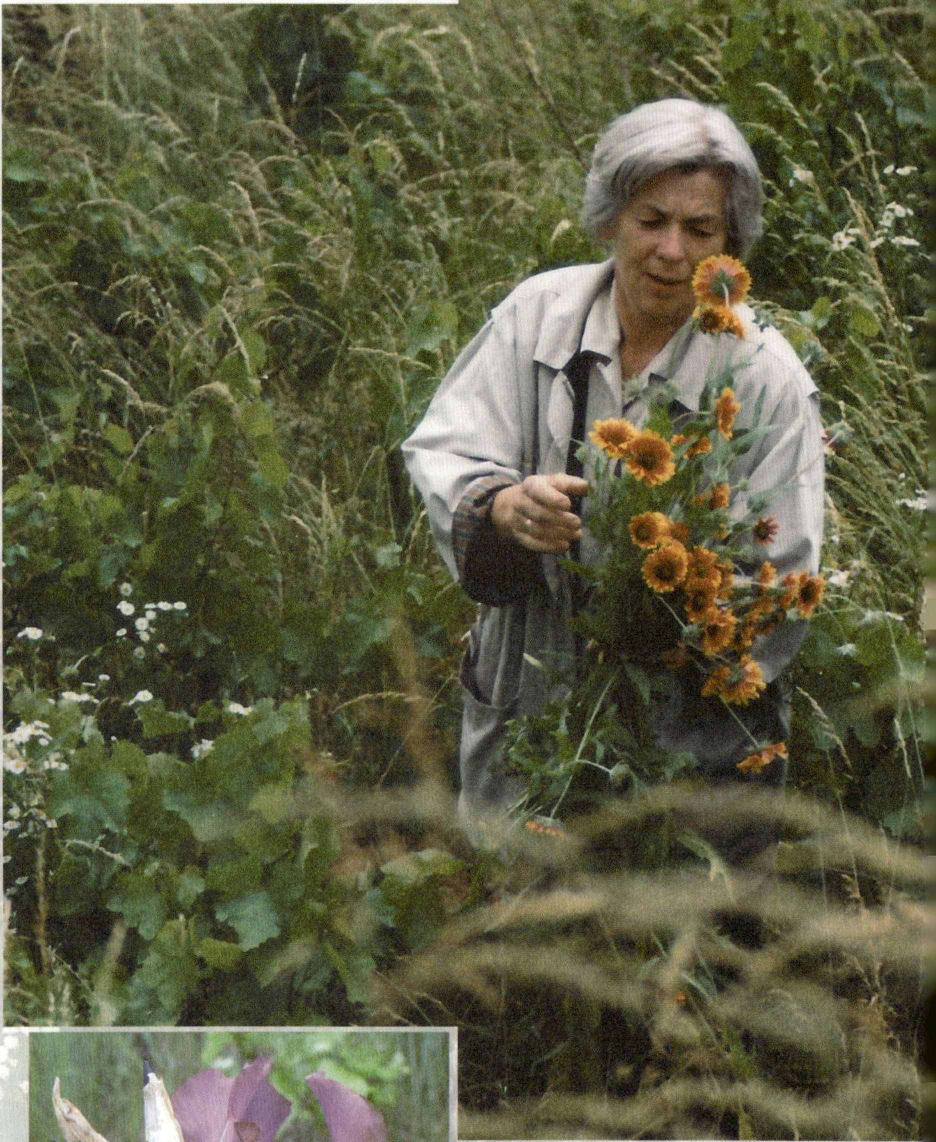

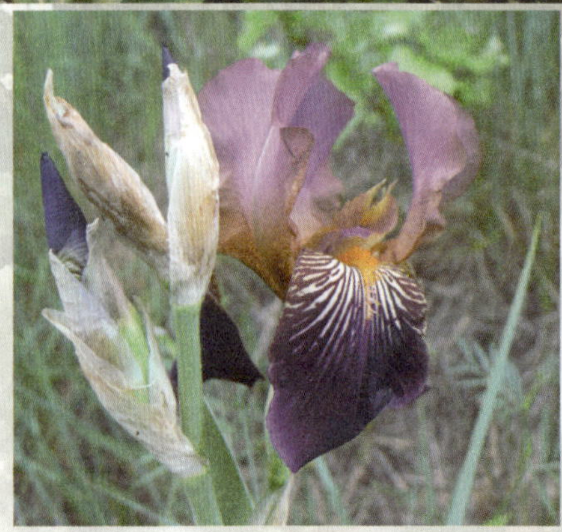

Du liebst Blumen
und holst die Natur
in die Wohnung.

Am Beginn ist uns nicht bewusst, wie lange diese Zeitspanne dauern wird. Wir wissen nur, unsere Mutter wird alt – sie ist von guter Konstitution. Das heißt, wir stellen uns darauf ein, dass die Phase des langsamen Vergessens dauern kann.

Als Kamerafrau arbeite ich bei etlichen Fernsehbeiträgen über Alzheimer mit. Dabei sammle ich viele Informationen und erste Eindrücke über den Verlauf von Alzheimer. Ich will mich darauf einstellen. Ich bemühe mich um Wissen über Alzheimer.

Alzheimerkranke sind lange mobil und verspüren geradezu einen Drang zu gehen, sich zu bewegen. Dieser Drang ist stärker, wenn sich ein Mensch gerne bewegt oder Sport gemacht hat. Ilse war schon immer naturverbunden, sogar jetzt, trotz ihrer Beeinträchtigung durch die Krankheit, sieht sie die Schönheit der Natur und erfreut sich an Farben, Licht und Wärme.

Besonders wichtig für Ilse sind deshalb die Spaziergänge. Ilse hat die Natur immer geliebt und sucht sie am Beginn von Alzheimer besonders stark. Sie versucht, in der Natur vor den Veränderungen der eigenen Wahrnehmung davonzulaufen.

Meine Mutter wirkt zwar nach außen abgestumpft und leblos, ist aber erstaunlich feinfühlig. Sie nimmt ihre Umwelt sehr wohl mit all ihren Sinnen wahr, verschließt sich jedoch im Verlauf der Krankheit immer mehr der Außenwelt.

Ilse lebt 2002 in Krems noch immer in ihrer Wohnung – betreut von zwei wunderbaren slowakischen Betreuerinnen. Frau Alena und Frau Anna wechseln sich alle 14 Tage ab. Die vertraute Umgebung ist überaus wichtig für unsere Mutter. Dadurch kann sich Ilse wenigstens ein bisschen orientieren. Ein Heim kommt für uns nie in Frage. Da wir beide nicht in Krems wohnen, und durch unsere Berufe nicht regelmäßig zu unserer Mutter kommen können, stehen wir in dieser Zeit ziemlich unter Druck. Unsere Mutter kann nicht mehr alleine leben, das ist uns klar. Nach Krems zu ziehen ist dennoch für keine von uns beiden Schwestern eine Lösung. Wir haben beide einen Beruf. Unsere Existenzen bauen auf diesem Beruf auf.

Nach einer jahrelangen Pflegekarenz könnte weder ich als selbständige Kamerafrau einen Auftrag erhalten, noch würde meine Schwester als Lehrerin einen Posten bekommen. Die Entscheidung der Hausbetreuung fällt nach Gesprächen mit Freunden.

Dein Blick ist
nach innen gerichtet,
Deine Augen schauen ins Leere.
Wir reden mit Dir.
Kannst Du uns folgen?

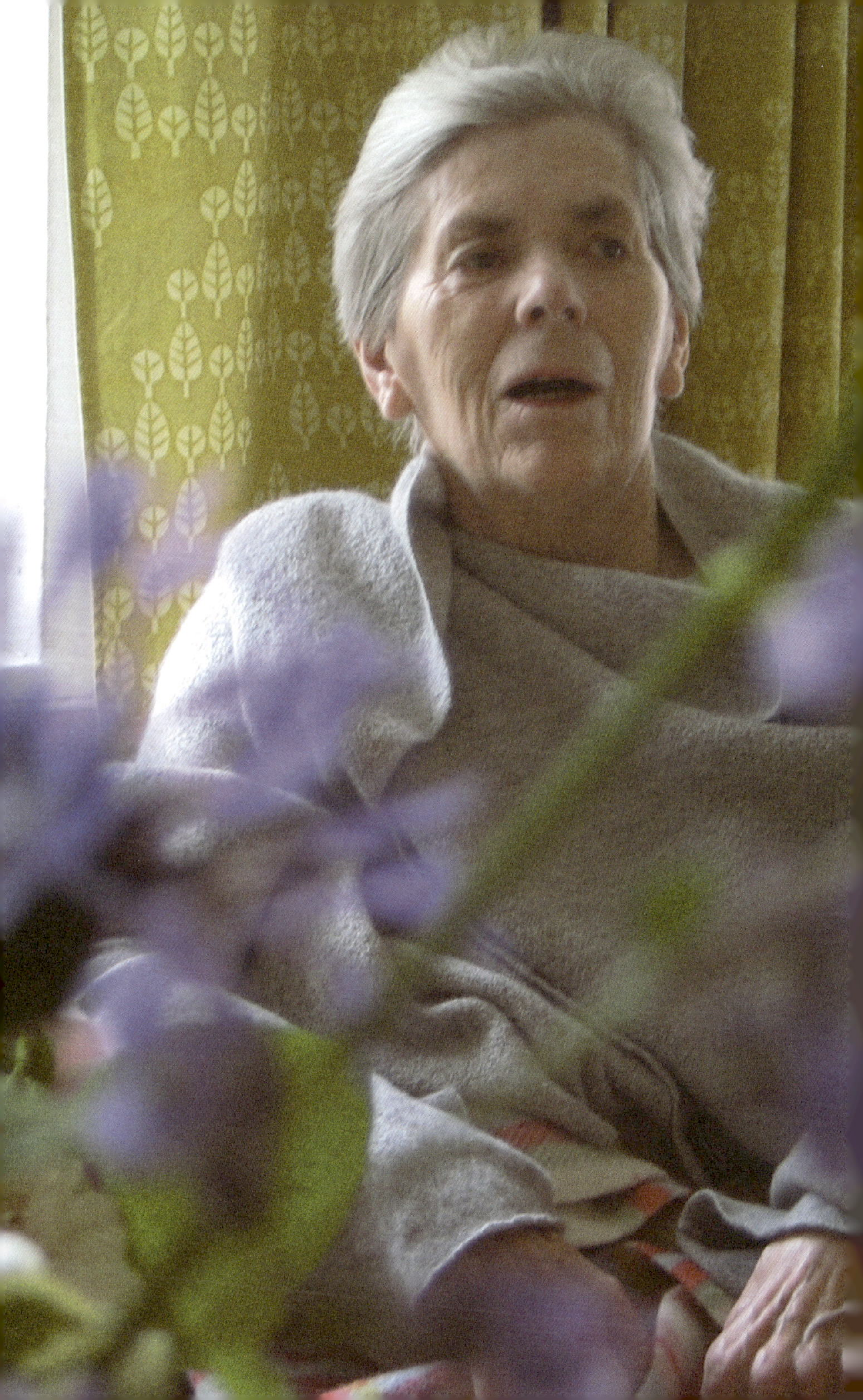

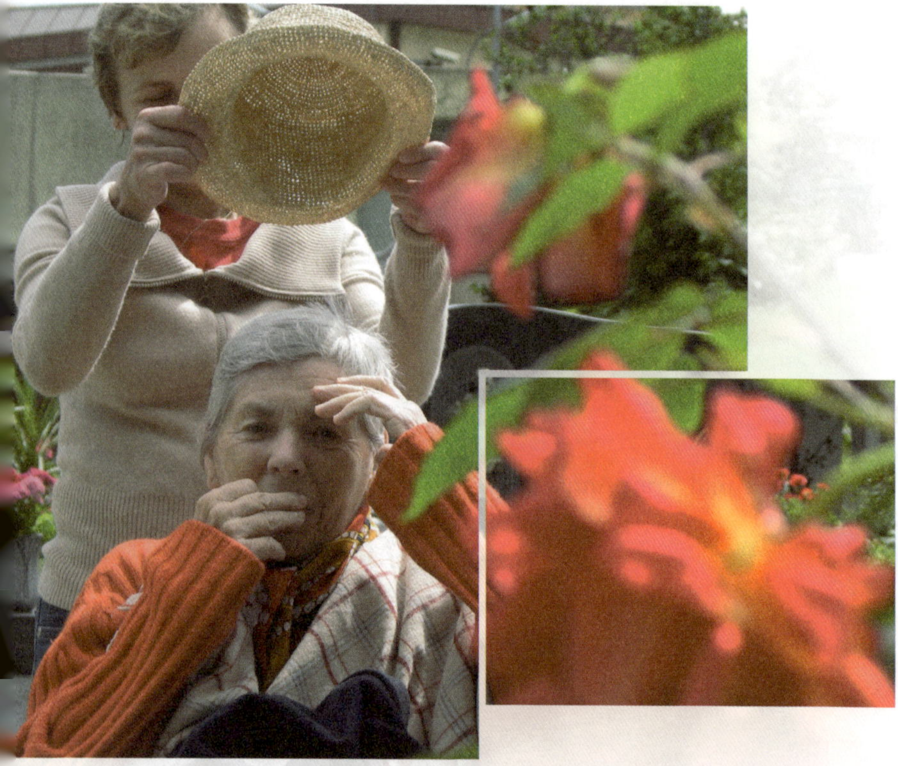

Du spielst „Frau Königin".
Du lässt Dich bedienen und genießt.
Alles ist auf den Kopf gestellt.

Wenn ich nach Krems auf Besuch komme, fühle ich eine starke Verbundenheit und finde unsere „Weiberwirtschaft" richtig gut. Wir machen dann alle Tätigkeiten gemeinsam mit meiner Mutter, die natürlich immer im Mittelpunkt steht. Mit den beiden Frauen wächst eine schöne Gemeinschaft, die mein Leben sehr bereichert. Gespräche mit Frau Alena und Frau Anna sind sehr wichtig, damit sie mit den psychischen Anstrengungen besser zurechtkommen. Dazu muss man wissen, dass es für unsere Mutter jahrelang unmöglich ist, einen anderen **fremden** Menschen neben sich zu akzeptieren. Erst als keine andere Lösung mehr möglich ist, räumen wir unser gemeinsames Kinderzimmer aus. Wir lösen uns davon und richten den Pflegerinnen einen eigenen Raum ein.

Frau Alena und Frau Anna spüren die Ablehnung durch unsere Mutter sehr stark. Frau Alena kann damit besonders schwer umgehen. Sie hat keine Ausbildung als Krankenschwester und kein Wissen über Alzheimer. Erst Jahre später erzählt sie uns, dass sie gleich am ersten Tag am liebsten wieder nach Hause gefahren wäre.

In den Gesprächen erfahren wir, dass unsere Mutter sehr oft aus der Wohnung wegläuft. Sie ist dabei nicht vollständig oder korrekt angezogen und sie macht es ganz leise und heimlich. Es dauert Monate, bis Frau Alena und Frau Anna von Ilse akzeptiert werden oder einfach nur als gegeben hingenommen werden.

Meine Verbundenheit zu meiner Mutter ist in dieser Zeit sehr groß, und ihr Vertrauen zu uns ist so stark, wie es ihre Krankheit zulässt. Die Verbundenheit wächst bis zu ihrem Tod immer mehr.

Wir machen in dieser Zeit auch viele Fehler. Ein großer Irrtum ist, dass ich, als Tochter, meine Mutter mit auf Urlaub in die Türkei nehme. Sie hätte in dieser Zeit eher eine Betreuung nötig, nicht eine müde und erholungsbedürftige Tochter. Meine Mutter hat ihre „Laufphase" und ich das Bedürfnis am Strand zu liegen. Ich empfinde sie als ängstlich und schlecht gelaunt. Sie fühlt sich in der Türkei in der fremden Umgebung verloren und hat Angst.

Wir machen den Fehler noch weitere Male. Gemeinsam mit einer Freundin fahren wir nach Samos. Dort geht Ilse schon schleppender. Ich zeige ihr ein Schiff, Ilse stolpert und fällt starr wie ein Brett um. Prellungen an der Hand und am Brustkorb sind die Folge. Auf Samos hat sie auch Angst vor dem Wasser – eine Folge der nachlassenden Reaktionsfähigkeit. Ich empfinde ihr Verhalten als undankbar. Sie ist wahrscheinlich nur hilflos.

Stürzen wird in dieser Zeit zu einem Problem. Der Gleichgewichtssinn des Körpers schwindet. Wir sind nicht genügend einfühlsam. Vielleicht wollen wir eine funktionierende Mutter in unserem Bewusstsein erhalten und übersehen dabei ihr Unvermögen. Das Erkennen und Akzeptieren, dass vieles nicht mehr möglich ist, ist das Schwierigste in dieser Phase.

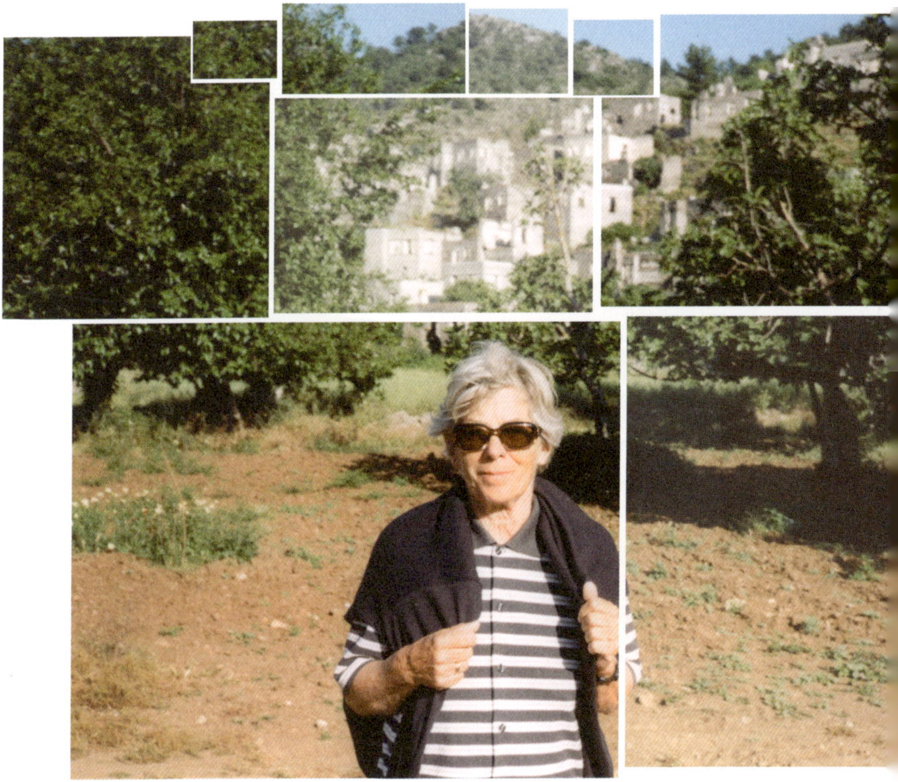

Du bist Dir fremd in der Fremde.
Verloren.

Ein Beispiel: Wir nehmen unsere Mutter auf einen zweistündigen Ausflug mit dem Schiff nach Ephesos mit. Bei der Rückfahrt dreht der Wind und die Wellen sind sehr hoch. Meine Mutter wird immer fahler im Gesicht. Wir gehen an den Bug an die frische Luft. Dort rutscht sie auf dem schaukelnden Boot aus. Der Kapitän fängt sie auf. Meine Einschätzung ist in dieser Zeit völlig daneben. Ich glaube, dass ich meiner Mutter Ephesos zeigen muss, weil sie früher viel über die Antike gelesen hat. Meine Mutter nimmt zu diesem Zeitpunkt Ephesos schon ganz anders wahr. Sie sieht mit ihrem Gefühl das schöne Licht – die Ausgrabungen empfindet sie vielleicht eher als einen „Trümmerhaufen“, der ihr als unbekanntes Gelände Angst macht.

Ein weiteres Beispiel: Ich nehme Ilse zum Kirschen pflücken mit in den Weingarten. Beim Rückweg auf die Straße sind einige Stufen, auf denen sie das Gleichgewicht nicht mehr halten kann. Ilse kippt um – steif wie ein Baumstamm. Sie fällt ohne Reaktion auf den Rücken. Sie kann nicht mehr atmen – beide empfinden wir so etwas wie Todesangst.

Mit dem Mobiltelefon verständige ich das Rote Kreuz. Das verfilzte Gras im vernachlässigten Weingarten hat etwas Gutes – die Angst vor inneren Verletzungen stellt sich als unbegründet heraus.

**Alles wird unsicher.
Unser Gleichgewicht
gerät ins Wanken.**

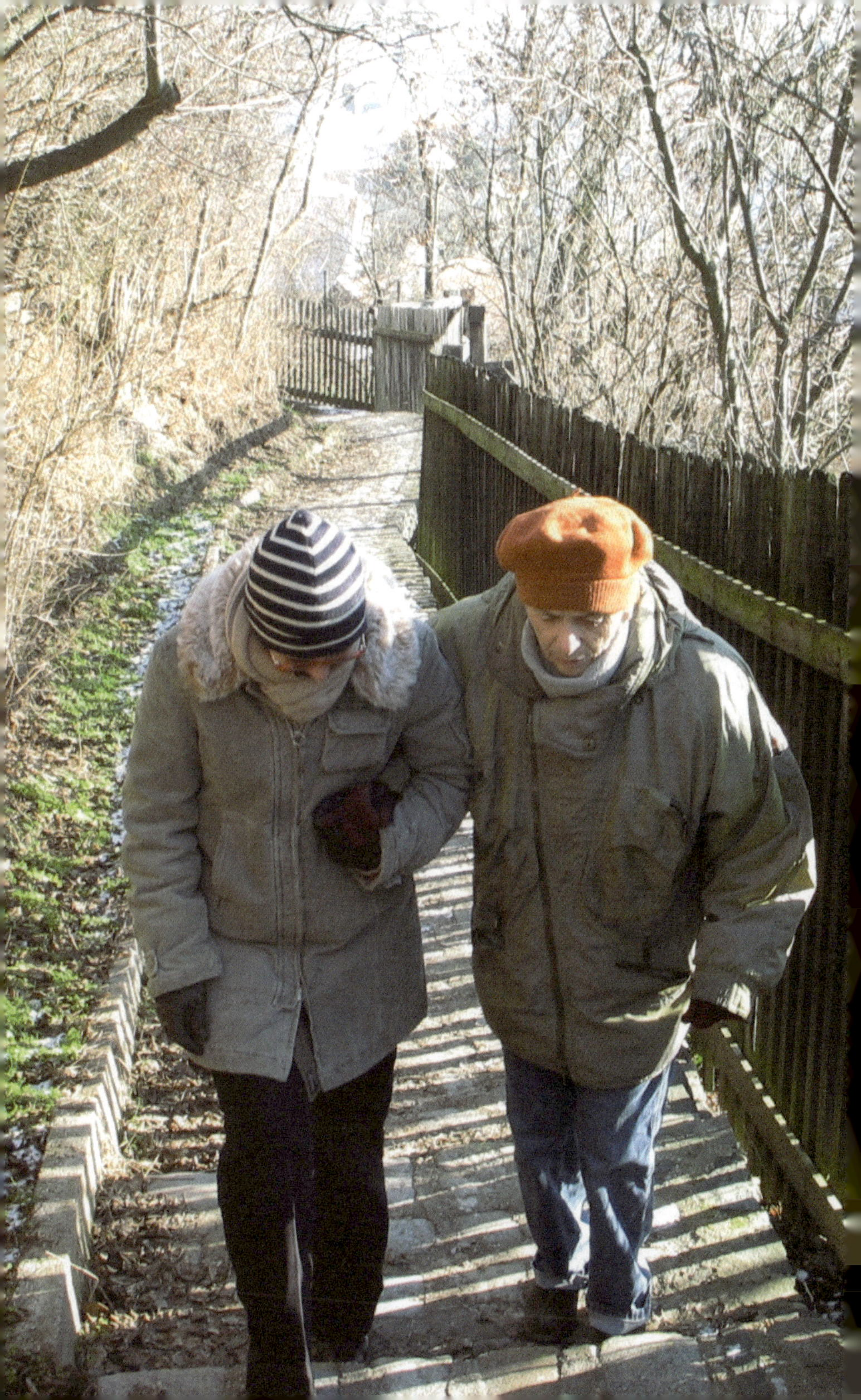

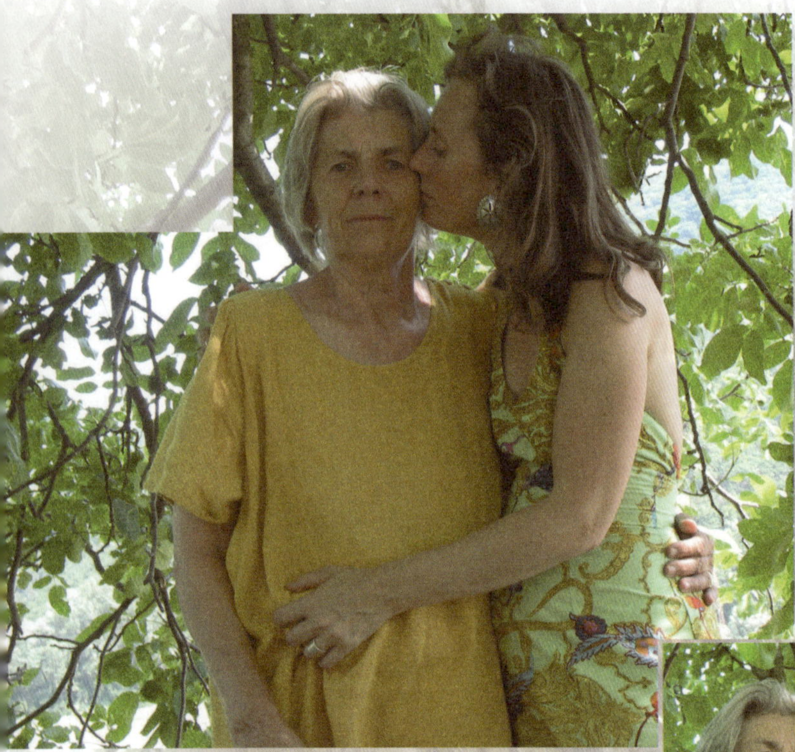

Unser Bauchgefühl wird stärker.
Ich horche in Dich hinein.

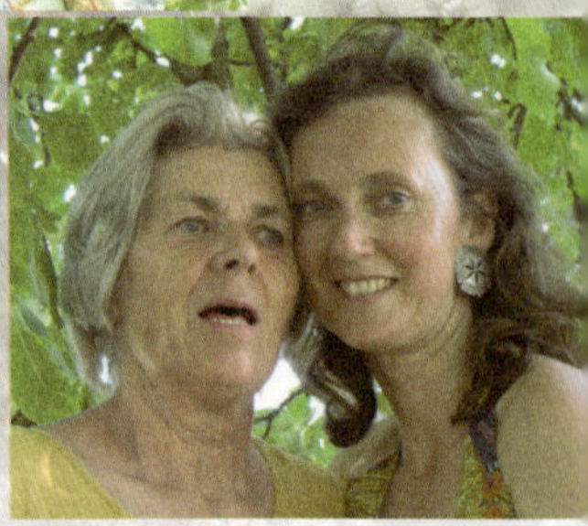

In dieser Zeit werden Zärtlichkeiten und Liebkosungen immer wichtiger. Ich versuche, meine Wortlosigkeit durch Streicheln und Küssen zu ersetzen. Immer wieder die Hand zu halten und Ilse in alles einzubeziehen, ist uns ein Bedürfnis. Ganz bewusst reden wir nicht in der dritten Person „über sie“, wie über eine Fremde oder eine Patientin. Wir versuchen, Ilse direkt anzusprechen und jedes Gespräch mit ihr zu führen.

Der lange Abschied ist für mich eine Phase des Verzeihens. Während meine Schwester vor dieser Zeit ein besseres Verhältnis zu ihr hatte, habe ich besonders in der Pubertät mit meiner Mutter oft gestritten. Nun kann ich ihr mein Organisationstalent zur Verfügung stellen und ihr meine Verbundenheit zeigen. **Meine intensive Auseinandersetzung mit Ilse macht das gegenseitige Verzeihen möglich.**

„Du bist ein guter Mensch!", sagt sie zu mir. Ich fühle tiefes Vertrauen.

Das ist ein Ausdruck, den sie auch für ihren Mann, meinen Vater benützt hat. Diese Art der Erinnerung an ihren Ernst ist noch lange geblieben.

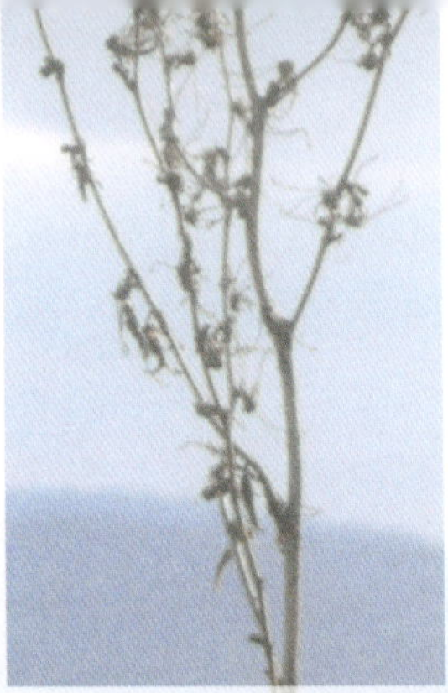

WAS ES IST

Es ist Unsinn, sagt die Vernunft.
Es ist, was es ist, sagt die Liebe.
Es ist Unglück, sagt die Berechnung.
Es ist nichts als Schmerz, sagt die Angst.
Es ist aussichtslos, sagt die Einsicht.
Es ist, was es ist, sagt die Liebe.
Es ist lächerlich, sagt der Stolz.
Es ist leichtsinnig, sagt die Vorsicht.
Es ist unmöglich, sagt die Erfahrung.
Es ist, was es ist, sagt die Liebe.

Erich Fried

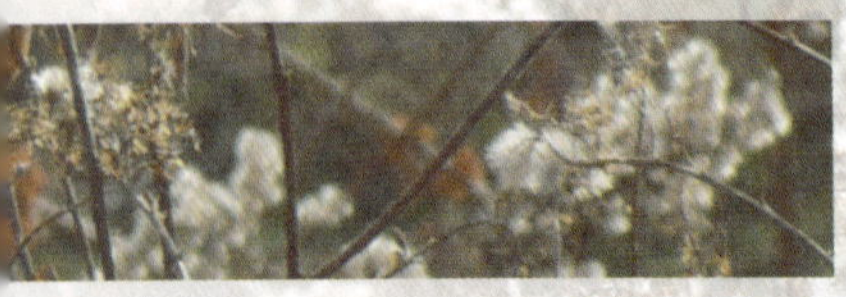

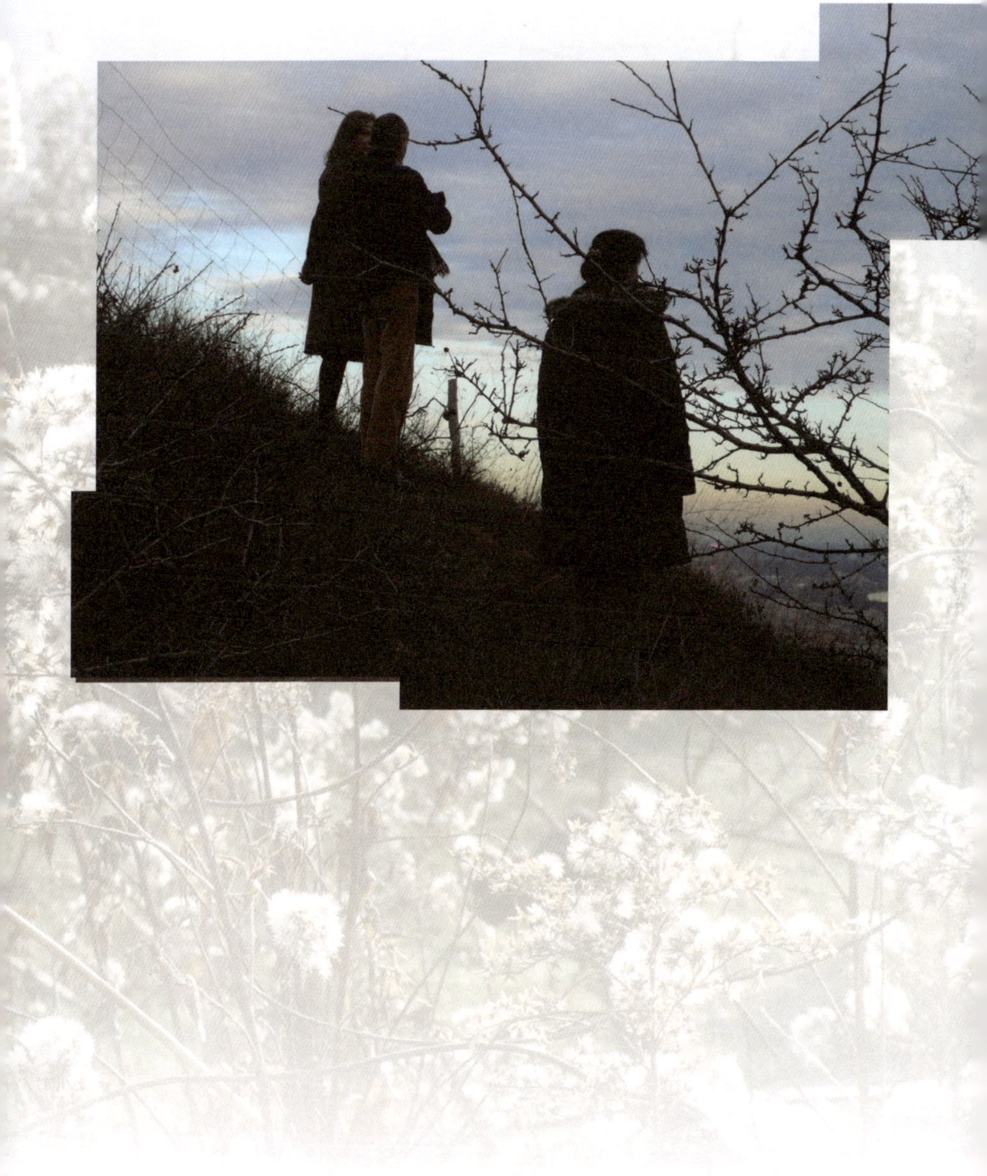

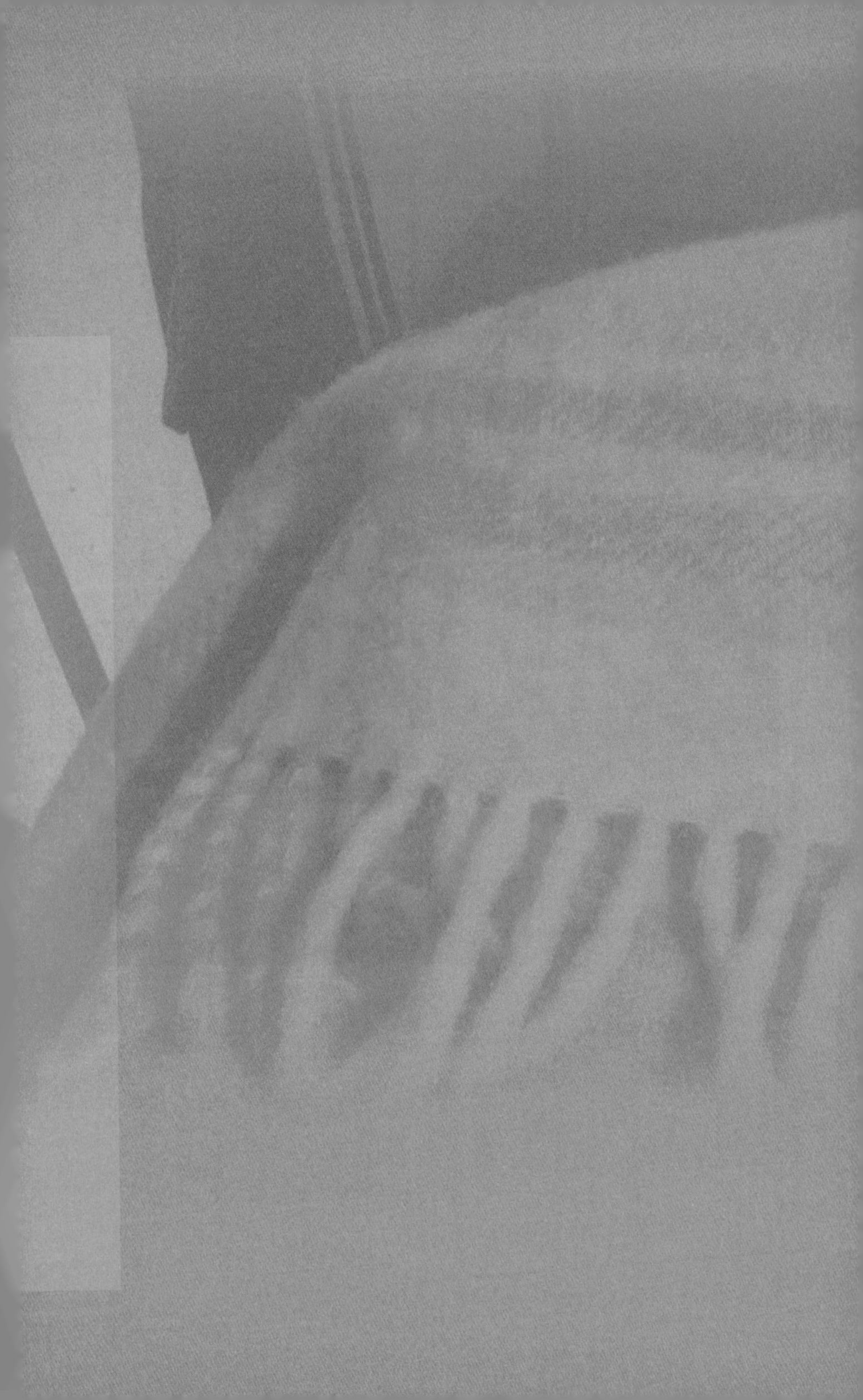

5.

ORGANISATION ALS STÄRKE

Einsamkeit, Nutzlosigkeit und Hilflosigkeit – in dieses Leben fällt Ilse nach dem Tod ihres Mannes. Wir müssen erkennen, dass ihr Leben und ihr Alltag organisiert werden müssen. Sie tageweise zu uns zu holen, ist keine Lösung. Wir können keinen Familienverband anbieten. Es ist schwierig, Beruf und „Mutter zu Gast“ unter einen Hut zu bringen.

Wieder ein Beispiel: Ich nehme meine Mutter zu Dreharbeiten über einen Serienmörder mit in den Lungau, weil ich nicht weiß, wo ich sie unterbringen kann. Alleinlassen in meiner Wohnung ist nicht möglich. Ein Tageszentrum gibt es zu diesem Zeitpunkt in Salzburg nicht. Bei den Dreharbeiten kann ich sie nicht im Auto sitzen lassen und sie kann nicht zum Drehort mitkommen. Zwei Stunden allein in einer unbekannten Gemeinde sind aber zu viel für Ilse. Ich empfehle ihr einen Spaziergang. Sie findet nicht mehr zurück. Wir alle haben Angst, dass sie in den umliegenden Bergen abgestürzt sein könnte. Erst als wir schon sehr nervös sind, biegt sie um die Ecke und ist plötzlich einfach da. Große Erleichterung.

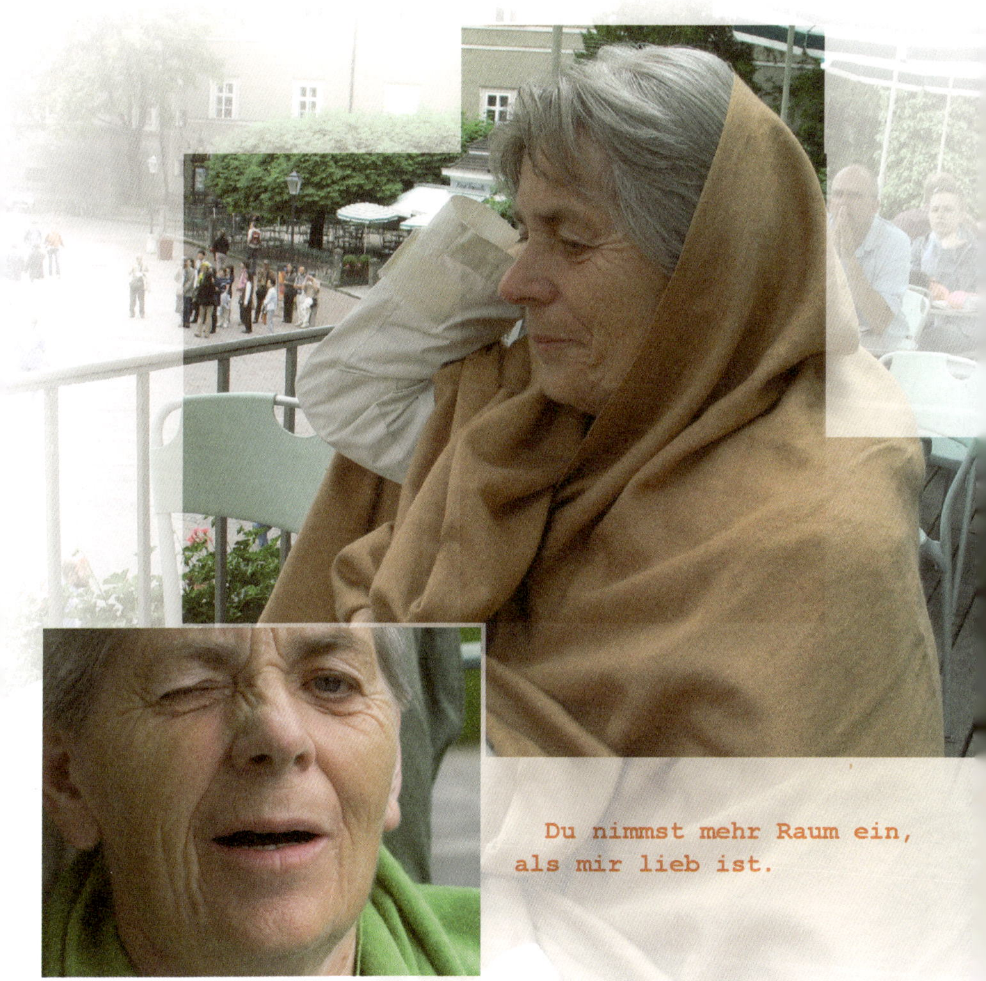

Du nimmst mehr Raum ein,
als mir lieb ist.

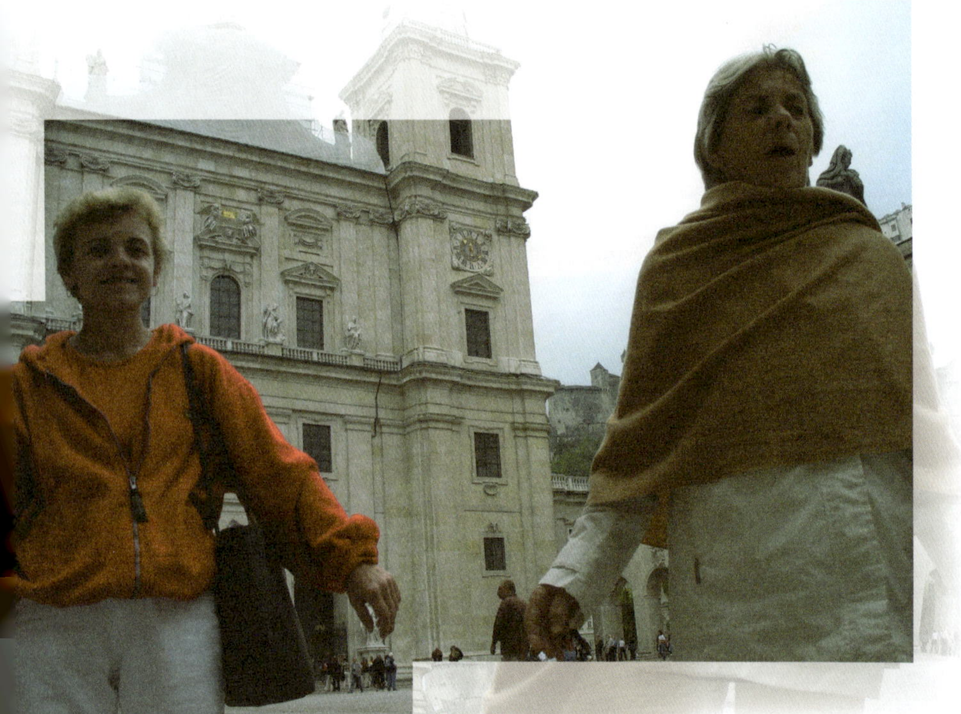

Alleine leben
geht nicht mehr.

Einkaufen für zwei Wochen – das ist unser erster Versuch Alltag möglich zu machen. Ein weiterer Versuch, Ilse mit einem Ismakogie-Kurs Freude zu machen, scheitert. Neue Übungen überfordern. Yoga funktioniert noch relativ lange, weil sie jemand zu einem vertrauten Termin abholt und wieder nach Hause bringt. Mir tut es gut, für meine Mutter Termine zu organisieren und Menschen zu bitten, ihr zu helfen. Ich hinterlasse in allen Geschäften, die sie noch selbständig besucht, die Nachricht, dass meine Mutter Alzheimer hat. Damit versuche ich Verständnis für sie zu erreichen. Meine Schwester holt sie zu Abonnement-Konzerten in Wien ab, als sie nicht mehr fähig ist, am richtigen Bahnhof aus dem Zug auszusteigen.

Das Schlüsselerlebnis ist eine Zugfahrt von Salzburg nach Krems. Ilse kommt nicht in Krems an. Nachforschungen am Umsteigebahnhof in St. Pölten sind ergebnislos. Die Polizei forscht erst nach 24 Stunden nach Abgängigen. Weil es kalt ist, wird die Suche doch früher gestartet. Gleichzeitig bitte ich einen Freund in Krems zu schauen, ob Ilse mittlerweile in ihrer Wohnung angekommen ist. Als er dort ankommt, steigt meine Mutter aus einem Taxi aus und lacht – erfreut, Rudi zu sehen. Im Gespräch mit dem Taxifahrer stellt sich heraus, dass sie in einem ihr bekannten Gasthaus nach dem Essen in ein Taxi nach Hause gesetzt worden ist.

Die Situation ist nicht einfach: Ich bin in diesem Moment 250 Kilometer weit weg, Andrea 450 Kilometer. Es ist Nacht, meine Arbeit am nächsten Tag ist fix gebucht und nicht verschiebbar. Obwohl sich alles gut auflöst, ist ab diesem Augenblick klar: So geht es nicht weiter.

Ein Urlaub in Bad Ischl bringt für Ilse kurze Erleichterung. Der Verein MAS, der sich auf Alzheimer-Patienten spezialisiert hat, organisiert Erholungsaufenthalte für Alzheimer-Patienten und deren Angehörige. Sie ist dort zum ersten Mal nicht alleine. Ab diesem Zeitpunkt führt unsere Mutter wieder zurück in der eigenen Wohnung Doppelgespräche. Wir haben einen Schock und machen uns Vorwürfe. Die Phase ist durch den Wechsel von Betreuung und neuerlicher Einsamkeit entstanden. Sie hält noch an, als Frau Alena und Frau Anna sie schon betreuen.

Interessant ist, dass Ilse bei den Doppelgesprächen in der Mundart spricht. Mundart hat sie ein Leben lang abgelehnt und auch uns Kinder zur Schriftsprache erzogen. Wir erklären uns die Mundart so: sie könnte alte, unverarbeitete Konflikte aus ihrer Familie oder ihrer Kindheit aufarbeiten.

Interessant ist auch, dass Ilse nach diesem Aufenthalt alles, was sie denkt, laut ausspricht und darüber lacht. Die Selbstgespräche in Satzfetzen und Gedankenbruchstücken dauern bis zu einer Stunde. Es sind emotionale Botschaften mit zwei verstellten Stimmlagen. Eine für sie befreiende Phase der Krankheit und auch für uns. Es ist ein wenig so, als ob geheime Informationen plötzlich aus ihr herausbrechen. Der Umgang mit Ilse wird dadurch einfacher. Wir können gemeinsam lachen.

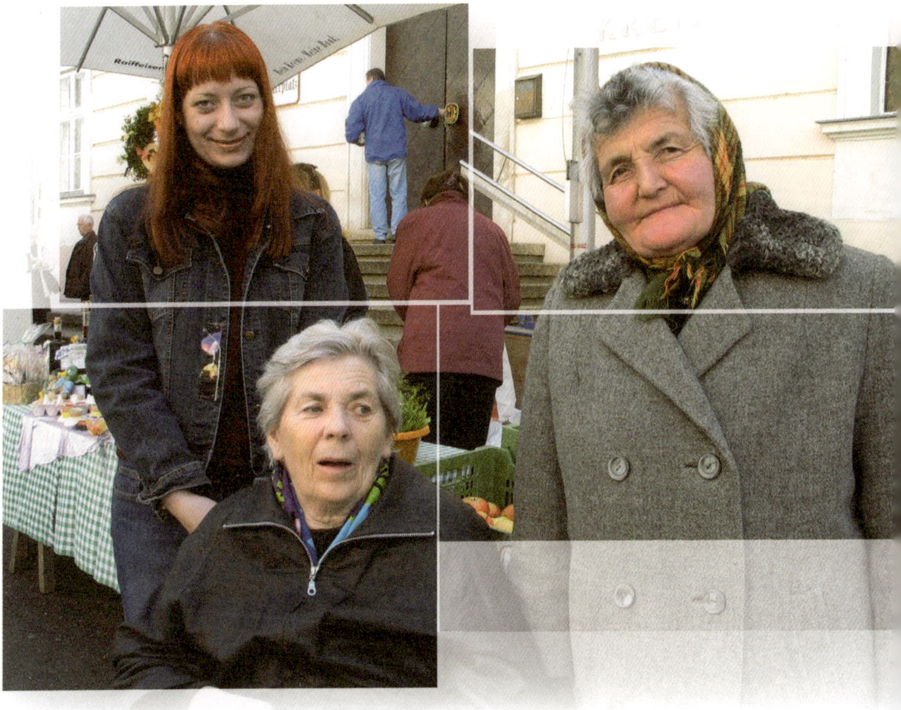

Wir sehnen uns
nach Hilfe und Entlastung.

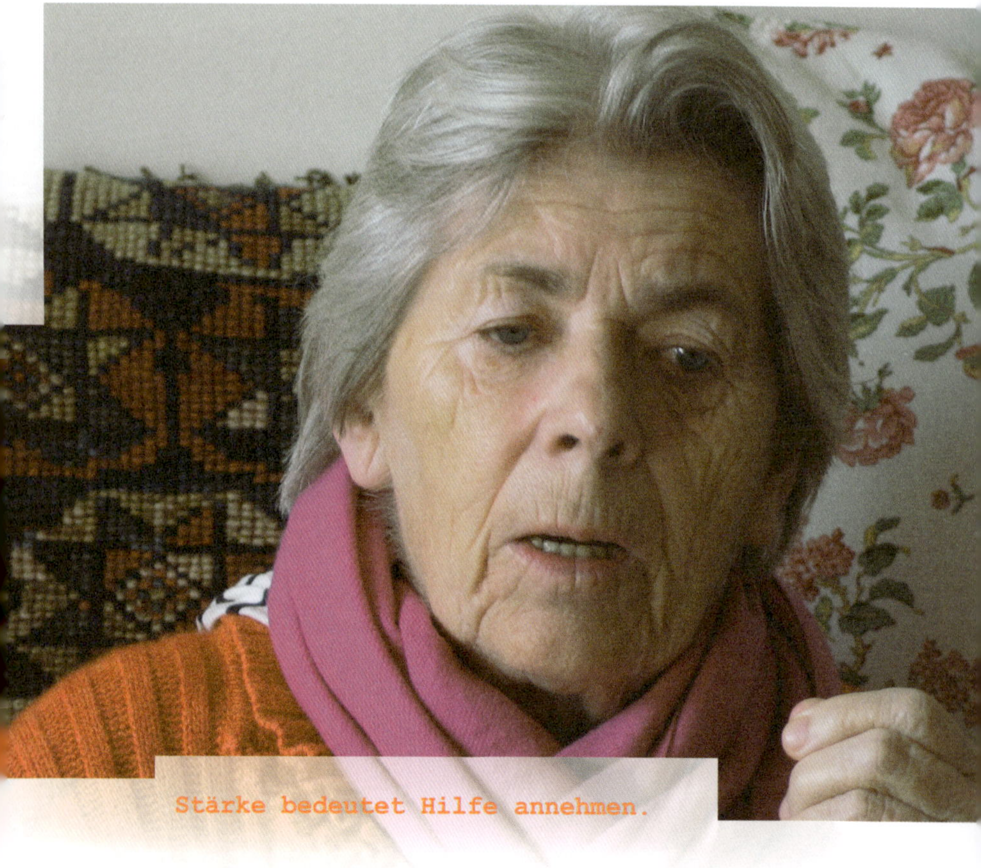

Stärke bedeutet Hilfe annehmen.

In unserer freien Zeit machen wir mit unserer Mutter Arztbesuche. Wir müssen oft zum Neurologen. Nach der Diagnose bekommt Ilse gegen die Ablagerungen im Gehirn ein Medikament und Blutverdünnungsmittel. Regelmäßige Kontrolle wird nötig.

Über einen Verein in Wien finden wir im Frühjahr 2002 zwei Betreuerinnen aus der Slowakei. Keine ganz billige Lösung, aber finanzierbar. Unsere Mutter hat eine gute Pension. Wir suchen um Pflegegeld an. Eine Physiotherapeutin kommt regelmäßig ins Haus. Fußpflege und Friseurtermine werden beibehalten wie zuvor. Der Versuch, chinesische Akupunktur als Unterstützung einzusetzen, scheitert. Ilse hat Angst vor den Nadeln.

Zu diesem Zeitpunkt redet Ilse sehr viel – auch in der Nacht. Ein Arzt verschreibt ein Beruhigungsmittel. Das verändert sie. Sie wirkt aufgequollen und ist apathisch und träge. Wir setzen das Medikament wieder ab. Reden ist die bessere Lösung.

Selbständig essen funktioniert noch. Die Inkontinenz ist Teil des Lebens, aber die Belastung hält sich in Grenzen. Nicht jede Betreuerin bleibt für längere Zeit. Frau Alena hält am längsten durch, wirft aber das Handtuch, als Ilse nicht mehr gehen kann. Sie empfindet für Ilse wie für eine eigene Mutter und leidet deshalb sehr unter ihrem zunehmenden Verfall. Frau Alena hat keine Ausbildung als Krankenschwester. Sie ist mit der Situation körperlich und seelisch überfordert. Für kurze Zeit kommen vier fremde Frauen, jeweils zwei gleichzeitig. Die Beziehung ist nicht mehr so gut. Wir haben das Gefühl, dass unsere Mutter zu kurz kommt.

Wir überlegen einen Heimplatz. Ich melde meine Mutter in einem Heim in Salzburg an. Wir sehen keine andere Lösung. Licht am Horizont bringt ein anderer Verein, der ausgebildete Krankenschwestern vermittelt.

Du kannst keine Gefühle mehr zeigen. Wir sterben ein bisschen mit.

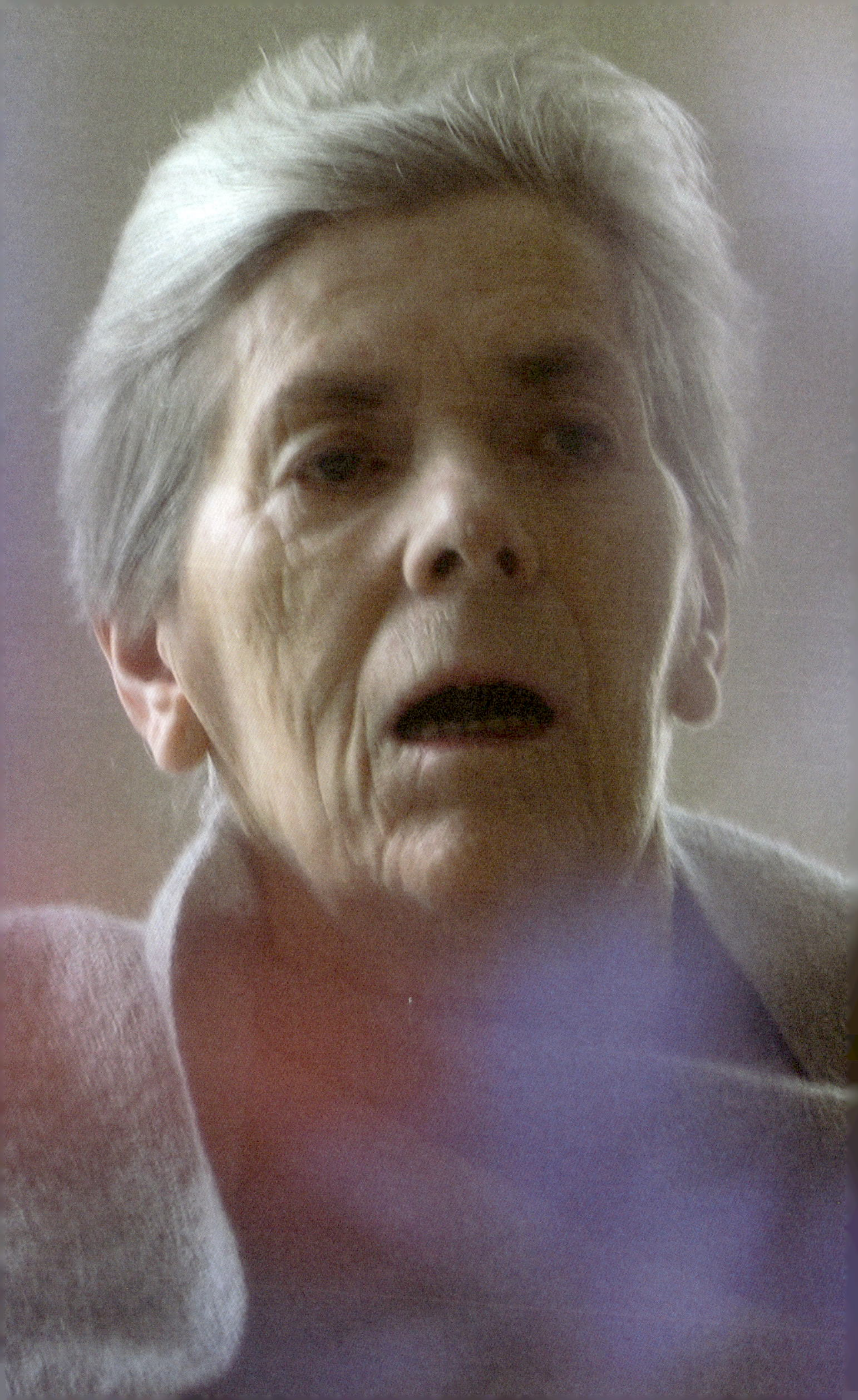

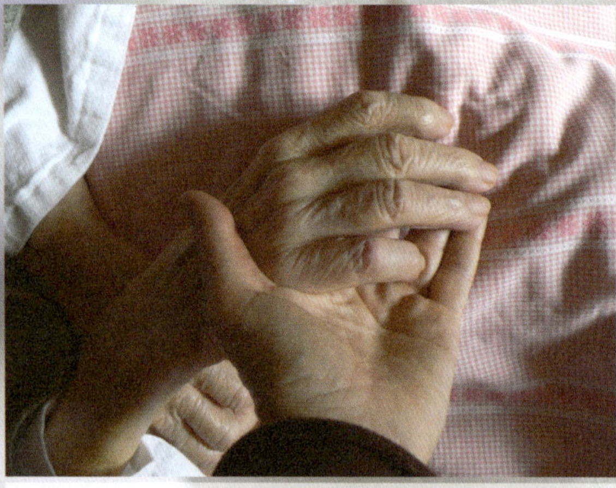

Wir können Dich halten,
nicht aufhalten.

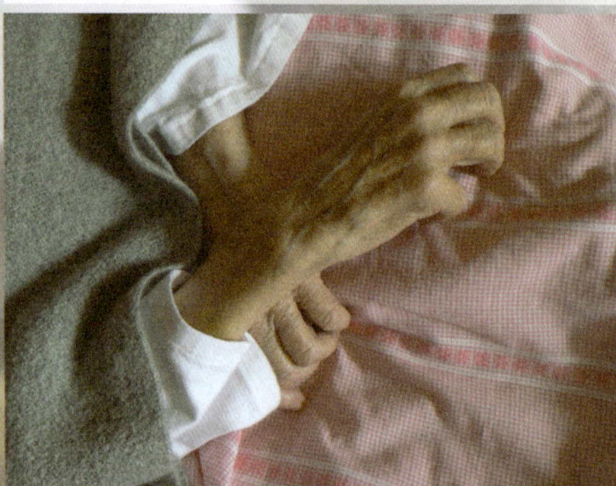

Wir müssen die letzte Phase des Lebens organisieren. Henrieta, die junge Krankenschwester aus der Slowakei, kann unsere Mutter nur noch im Bett liegend betreuen. Ein Pflegebett kommt ins Haus. Danach ein sogenannter Lifter, mit dem wir Ilse aus dem Bett heben können. Die Kosten übernimmt die Krankenkasse.

Die Verzweiflung holt uns ein. Mit der Situation, dass wir Ilse nicht mehr ins Badezimmer bringen und nicht mehr bewegen können, werden wir schwer fertig. Wir bitten das Rote Kreuz um Hilfe. Die Verzweiflung macht uns fertig. Ilse ist schwerer als vorher und Ilse hat vergessen, wie man sich bewegt. Ein Jahr vor dem Tod kommen wir mit ihr nicht mehr auf die Straße. Ilse sitzt im Rollstuhl – frische Luft bekommt sie am Balkon.

Die erste und die letzte Betreuerin teilen mit uns die schwierigsten Momente. Sie sind mit Ilse liebevoll und wir haben eine persönliche Beziehung. Sie sind uns mehr als nur Helferinnen. Zu einer der beiden Frauen haben wir heute noch Kontakt.

Den Sarg bestellen wir schon Anfang Dezember, also einige Wochen vor ihrem Tod. Wir wollen einen einfachen Holzsarg aus Fichte aus dem Lungau im Salzburger Land: nicht wie ein Sarg geformt, sondern wie eine einfache Kiste. Das ist uns ein Anliegen. Der Sarg des Zukunftsforschers Robert Jungk hat auch diese Form gehabt. Diese Art der Bestattung gefällt uns – mit unbehandeltem Holz und einem einfachen Leinenkleid. Natur zu Natur.

In Krems versteht das nicht jeder. Viele denken, wir wollen uns keinen teuren Sarg leisten.

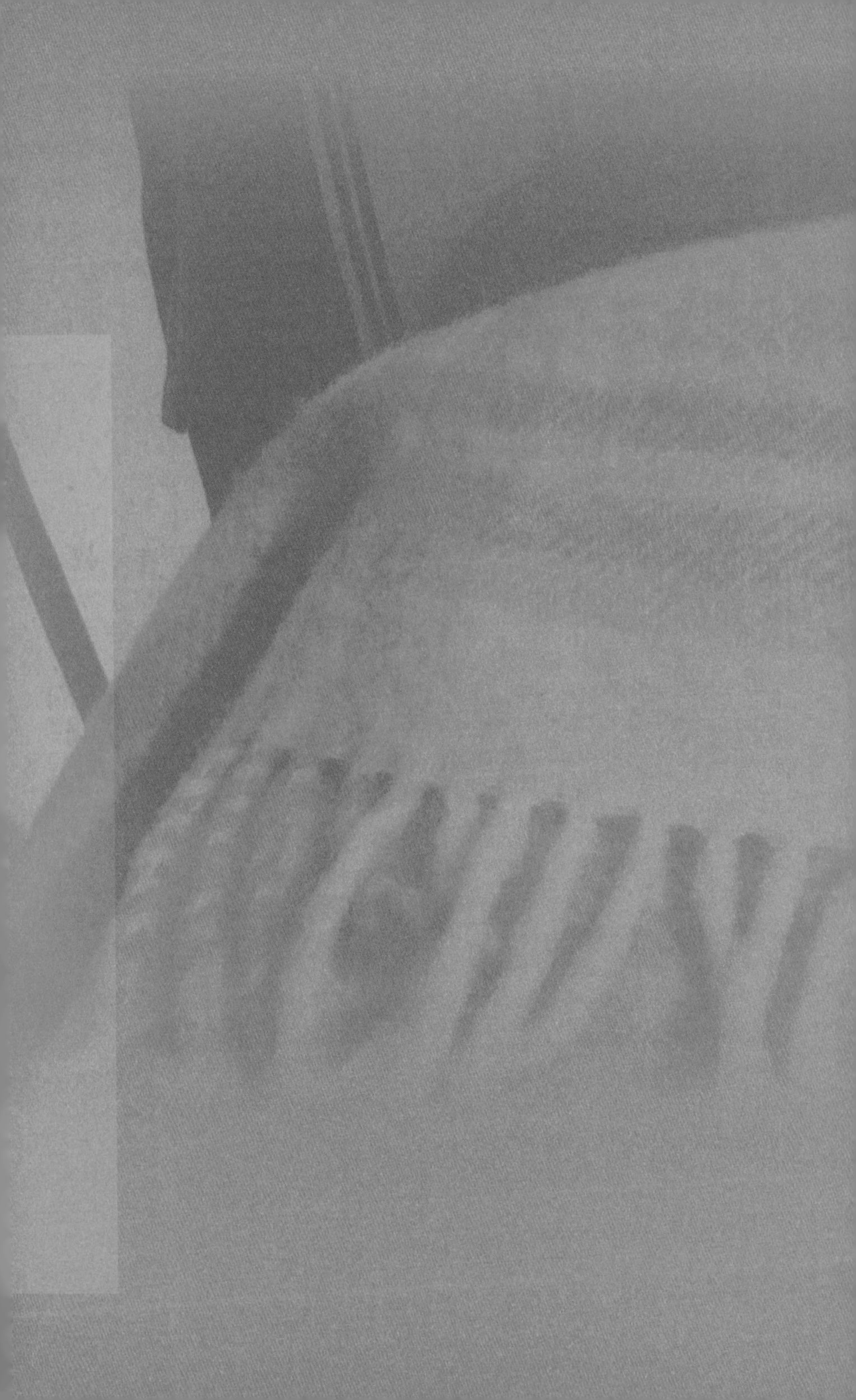

6.

ENDE UND LOSLASSEN

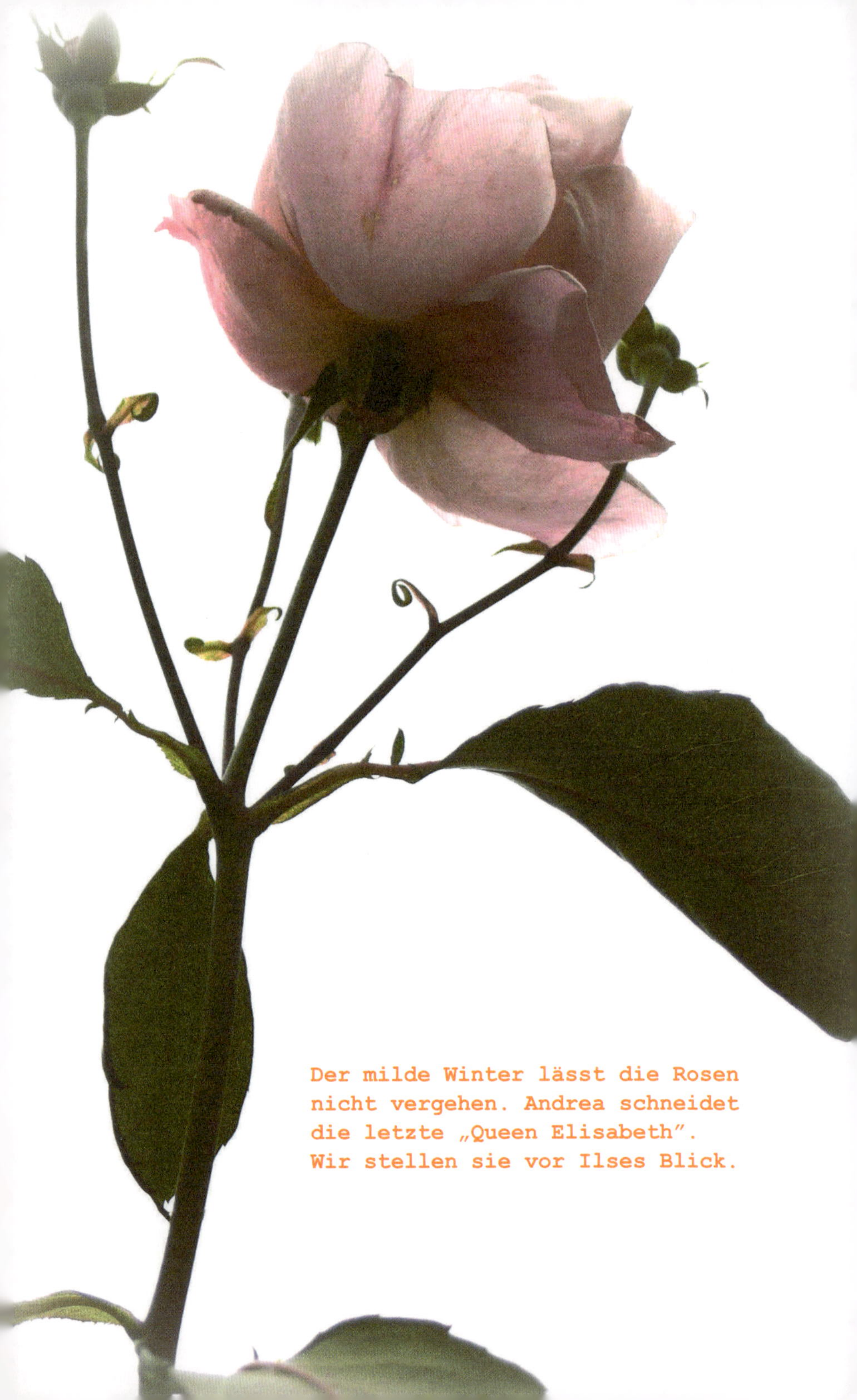

Der milde Winter lässt die Rosen nicht vergehen. Andrea schneidet die letzte „Queen Elisabeth". Wir stellen sie vor Ilses Blick.

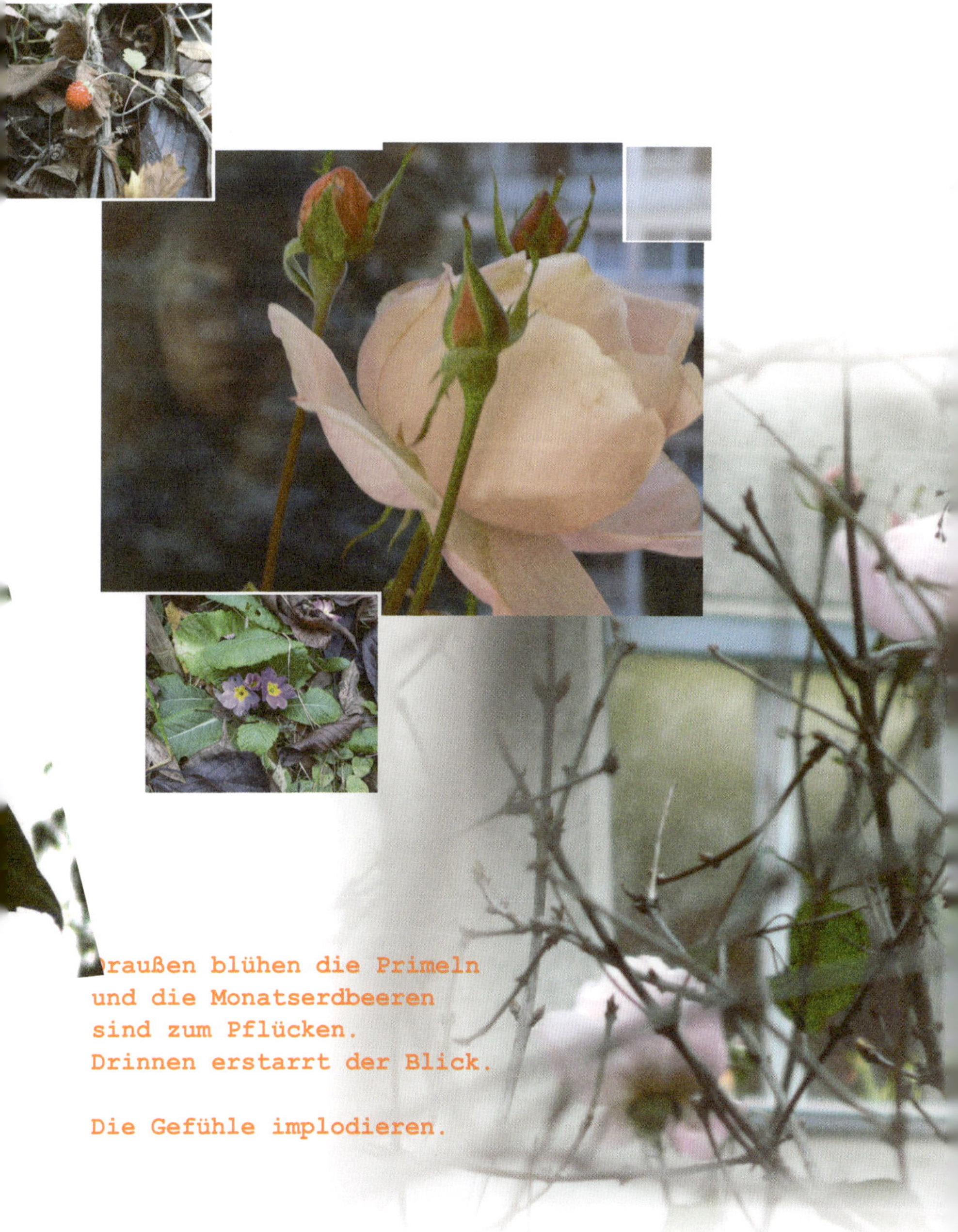

Draußen blühen die Primeln
und die Monatserdbeeren
sind zum Pflücken.
Drinnen erstarrt der Blick.

Die Gefühle implodieren.

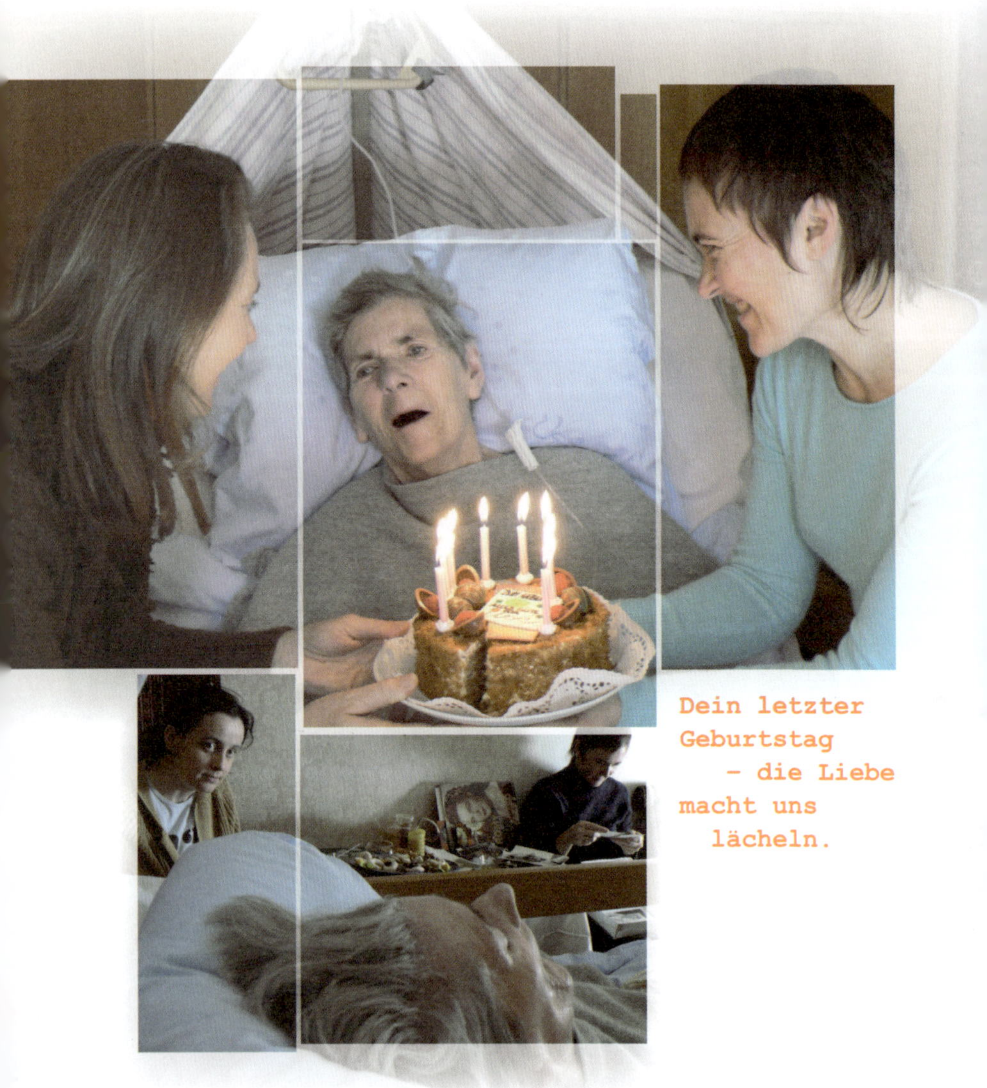

Dein letzter
Geburtstag
– die Liebe
macht uns
lächeln.

Es ist ein langes Warten. Jede Nacht lauschen wir nach den Atemgeräuschen und stehen mehrmals in der Nacht auf. Wir schlafen miserabel und lauschen schon beim kleinsten Geräusch vor Ilses Schlafzimmertüre.

Die Knallerei zu Sivester erscheint mir diesmal besonders laut, wie im Krieg. Ilse hat ein Knalltrauma vom Krieg, wer weiß, was sich da jetzt in ihr abspielt.

Ilse stirbt am 11. Januar 2007.

Sie wird ein knappes Jahr lang im Bett gepflegt. In dieser Zeit wird Ilse mit dem Rollstuhl in der Wohnung bewegt und auf den Balkon gefahren. Nur die letzten fünf Wochen liegt sie im Bett.
Sie ist jetzt sehr gebrechlich und die Schluckprobleme werden immer stärker. Zuletzt kann sie nicht mehr essen und der Schluckreflex funktioniert nicht mehr.

Drei Wochen bekommt sie Glukose-Infusionen.
Ohne Infusionen lebt Ilse noch fünf Tage.
Am letzten Morgen ruft sie uns um 7.00 Uhr früh
mit ihren „Vogellauten“.
Sie will nicht alleine sterben.
Ihre Beine sind schon verfärbt.
Wir wissen – das Ende kommt, ist da.
Ich streichle Ilse und halte sie.
Der Übergang vom Leben zum Tod ist fließend.
Den letzten Atemzug nehme ich nicht bewusst war.
Ich bin nicht locker. Ich bin angespannt.
Die Nächte davor waren anstrengend.
Wir haben ständig gehorcht, ob Ilse noch atmet.

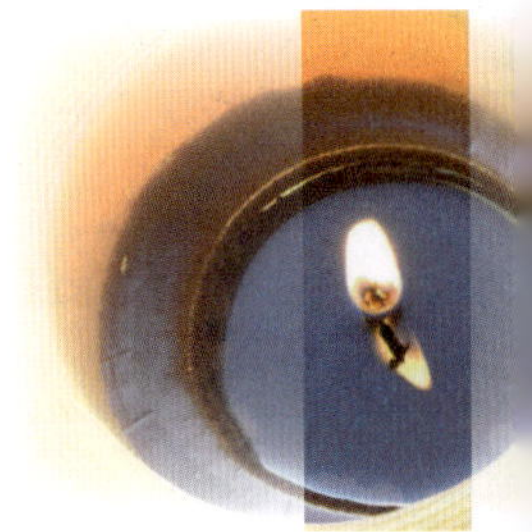

NUN WACHEN WIR MIT DEN ERINNERUNGEN

Nun wachen wir mit den Erinnerungen
und halten das Gesicht an das, was war;
flüsternde Süße, die uns einst durchdrungen,
sitzt schweigend neben mit gelöstem Haar

Rainer Maria Rilke, Mai 1913, Paris
Gedichte 1906 bis 1926.
(Sammlung der verstreuten und nachgelassenen Gedichte
aus den mittleren und späten Jahren)

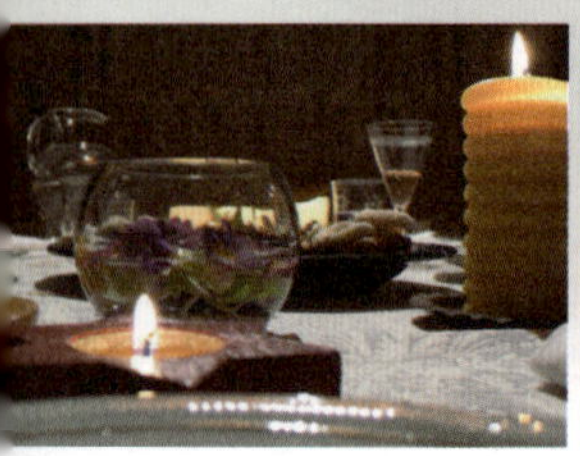

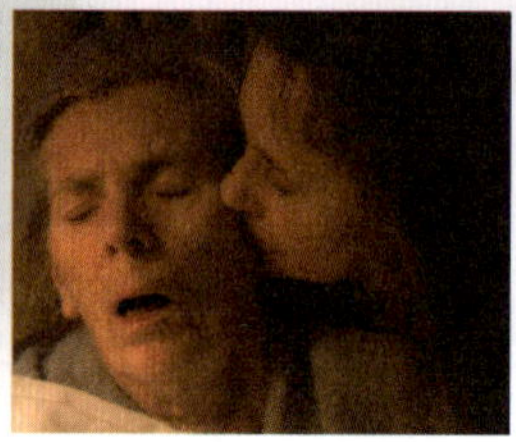

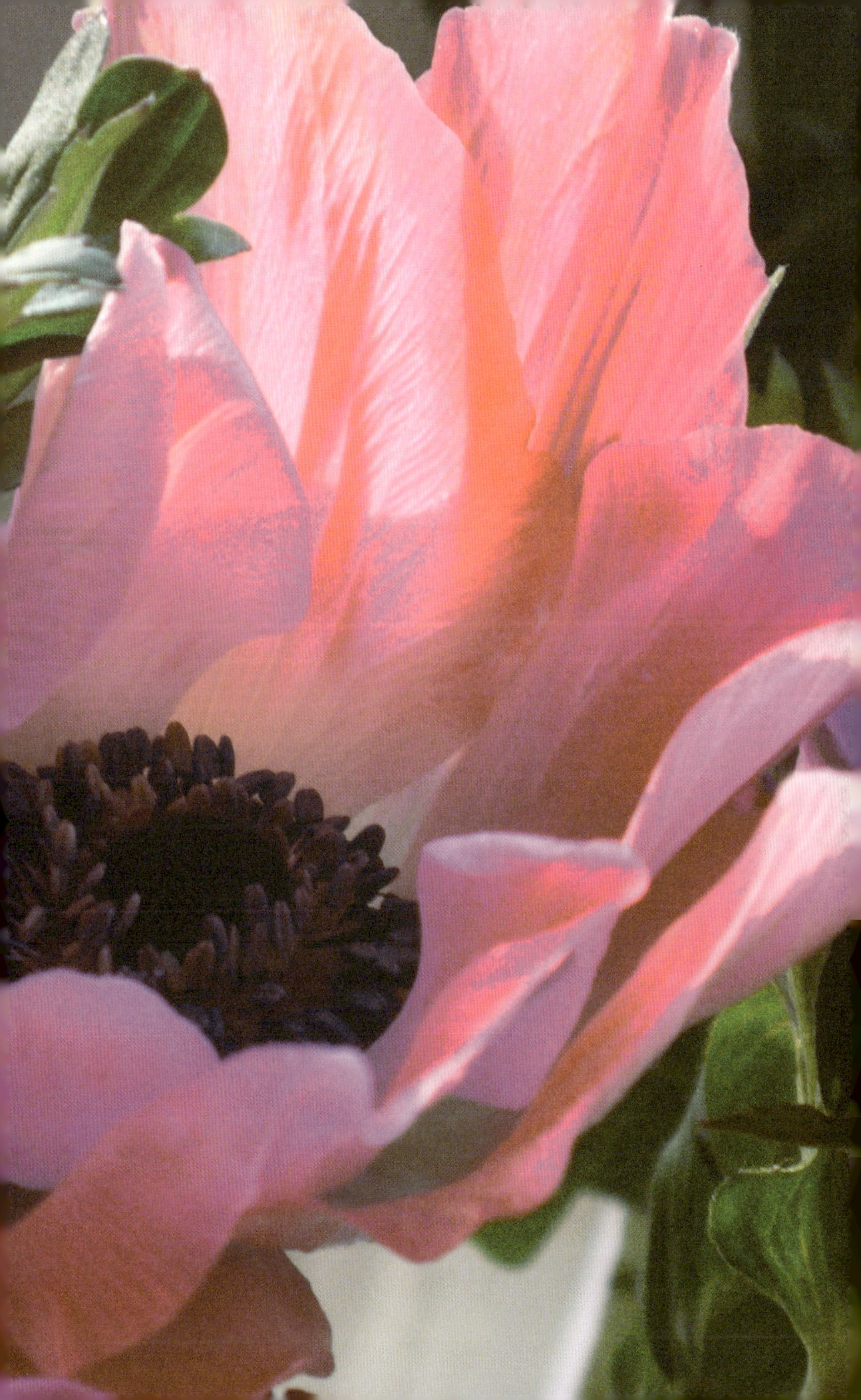

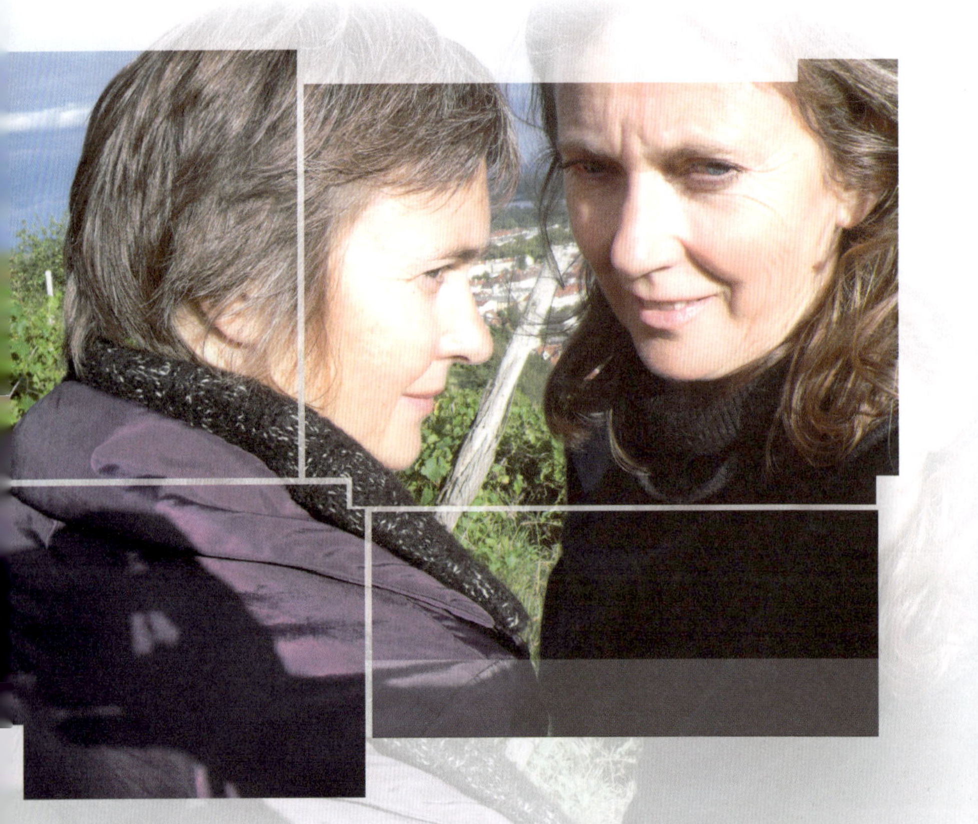

Ich bin
ein erwachsenes Waisenkind.
Du bist fort und
ich allein.

Der Tod von Ilse ist zunächst auch von Freude und tiefer Genugtuung geprägt: Wir haben eine intensive und wunderbare Begegnung auf der Gefühlsebene kennengelernt.

Dann: immer mehr Leere und Schwere, tiefe Trauer, das Alleinsein ist plötzlich so fühlbar – das verlassene Kind.

Das Gefühl: im Morast stecken, wenn ich mich jetzt nicht um mich kümmere, um meinen Geist und Körper, dann werde ich schwer krank!

Also lieber gleich hinschauen und daran arbeiten, bevor eine wirklich schwere Krankheit mich dazu zwingt.

Und genau da fällt mir ein Buch in die Hände. Ich beginne rein zu lesen, kann nicht mehr aufhören. Entscheide mich ein Seminar zu machen beim Autor des Buches.

Durch das Ja sagen, zu dem was ist, lerne ich mich selbst kennen. Ich stelle meine Bedürfnisse in den Vordergrund und komme so immer mehr aus der Schwere in die Leichtigkeit.

Der Prozess ist noch nicht abgeschlossen, wird er wohl auch nicht. Trotzdem wird das Leben immer leichter, weil ich weitermache. Schritt für Schritt entrümpeln und immer mehr zur Essenz kommen.

Was kann ich weitergeben:
Ich erkenne, ich muss bei mir anfangen. Ich darf mich lieben.
Ich darf Bedürfnisse haben und aussprechen.
Meine Veränderung bringt auch Veränderung im Außen.

Schon als Schulkind, im Gymnasium, will ich gerne Therapiestunden bei einem Psychologen haben, kann den Wunsch aber nicht mitteilen und leide stumm weiter.
Es ist auch peinlich danach zu fragen – nicht nur wegen der Kosten.

Ich komme als Schülerin mit meinen Problemen nicht klar.
Ich bin deprimiert und bringe schlechte Noten nach Hause.
Ich bin stur, aufmüpfig und aggressiv.
Ich fühle mich ausgeschlossen, obwohl ich mich selbst ausschließe.

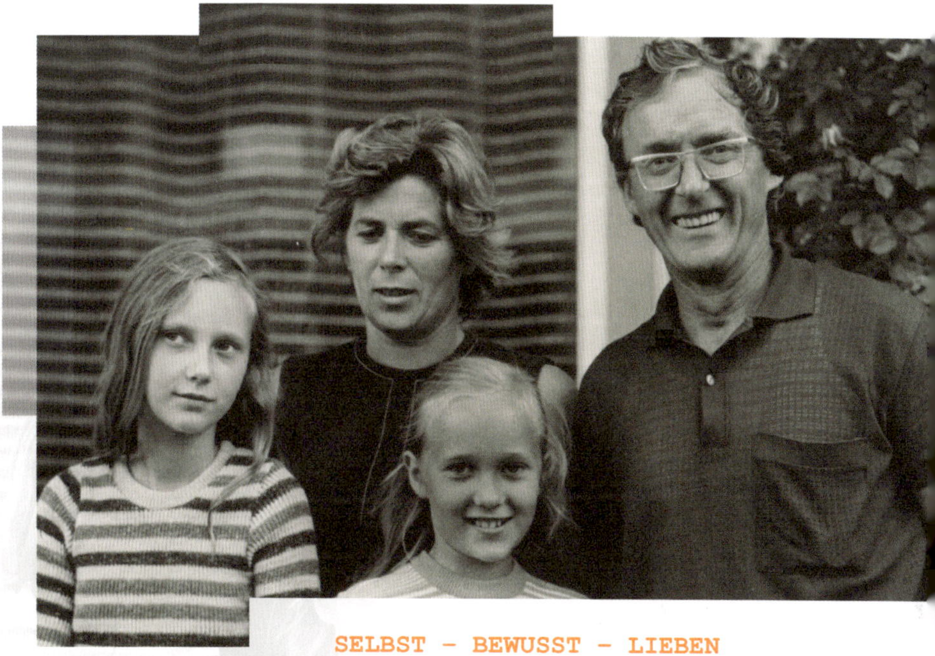

SELBST - BEWUSST - LIEBEN

Erst 40 Jahre später fällt mir dieses Leiden wieder ein. Schon in der Schulzeit liegen die Probleme auf der Hand. Die Lösung wäre schon damals möglich gewesen – hätte ich hingeschaut. Mein Leben wäre leichter.

Wann beginnt das Hinschauen?

Wenn es Dir so dreckig geht, dass Du fast verreckst?
Wenn Du glaubst, es geht nicht mehr weiter?
Wenn Du merkst, Du bist erstarrt?
Wenn Du Dich vollständig blockiert fühlst?
Wenn Du Angst hast, ernsthaft krank zu werden?
Wenn Du schon krank bist?

Nichts geht mehr. Du fühlst, Du bist gescheitert. Spätestens jetzt suchst Du nach Hilfe. Du kannst Hilfe annehmen. Vorher glaubst Du, alles unter Kontrolle zu haben. Verdrängen und wegschauen – das geht eine Weile oder auch Jahrzehnte.

Eingelernte Sätze schädigen Dich.
Dein Verstand weiß alles besser. Er arbeitet gegen Dich.

Mein Fenster
öffnet sich.

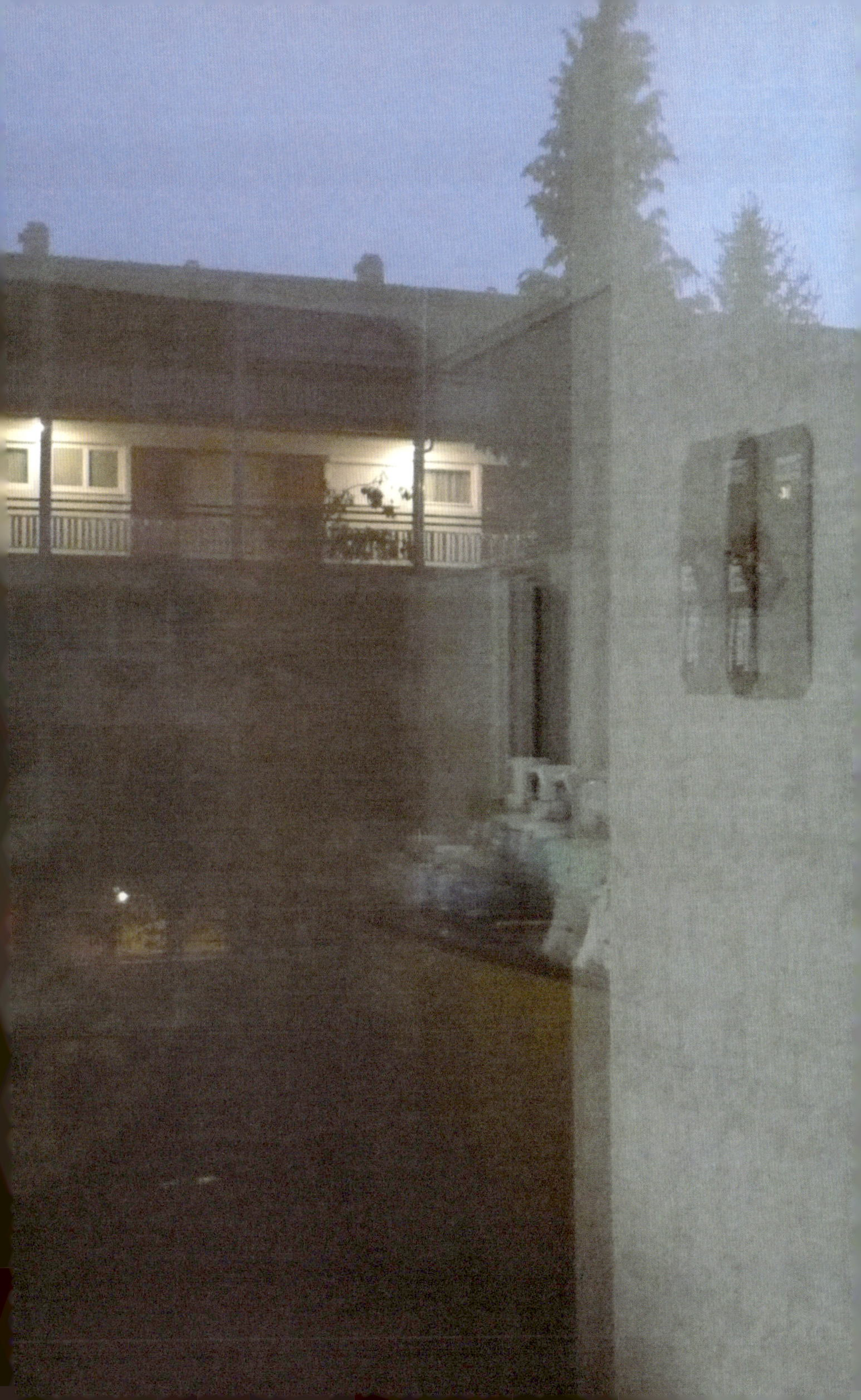

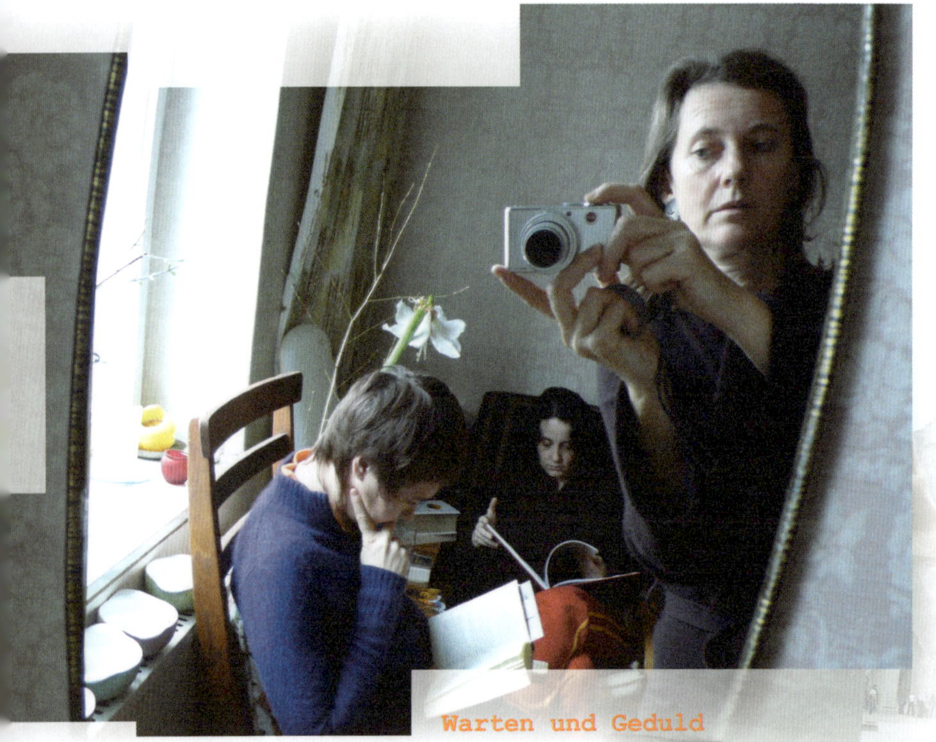

Warten und Geduld
– Zeit ist Veränderung.

Nur ehrliche Freunde sagen Dir:
Da stimmt etwas nicht.
Schau Dir zu, wie Du Dich verhältst.

Nur ehrliche Freunde fragen Dich:
Warum bist du so aggressiv?
Bist Du beleidigt?

Meist streiten wir unsere Gefühle ab.
Wir wollen uns nicht spüren.
Wir wollen davon nichts wissen.
Wir tauchen nicht in die Tiefe unserer Seele.
Wir glauben, es ist einfacher so.
Wir haben oft keine Zeit.
Wir nehmen uns die Zeit nicht.
Ich erwache erst nach dem Tod von Ilse aus meinem seelischen Koma.

Ich denke:
Wo stehe ich, nach den Jahren der Kümmernis?
Wer kümmert sich nun um mich?
Ich bin bedürftig und müde.
Ich empfinde tiefe Trauer in mir.
Ich erkenne:
Es ist auch die Trauer um mein eigenes Leben.
Ich trauere um mich.
Es ist nicht nur die Trauer um Ilse.
Nach dem Tod von Ilse sind die Aufgaben weggefallen und das „sich kümmern".
Ich muss mich neu orientieren.
Das Netz der Sicherheit ist weg.

Die Trauer um den Verlust der Mutter wächst durch Gefühle: Ich fühle mich alleine und verlassen.
Ich erkenne, das sind alte Emotionen. Emotionen sind mehr als Gefühle. Das sind alte Muster, die ich vorher immer verdrängt habe. Erstarrte Gefühle von früher oder alte Verletzungen – die starres Verhalten zur Folge haben.
Emotionen sind verletzte Gefühle aus der Kindheit, die weh tun.

Wenn wir unsere Augen der Krankheit gegenüber nicht verschließen, können wir sehr viel lernen – wir Angehörige.

Im JETZT zu leben mit der Krankheit Alzheimer ist eine große Hilfe für den Kranken und für die Angehörigen.

Wir berühren unsere
Kinder- und Puppenkleider
ein letztes Mal.
Abschied nehmen ist Lösung.

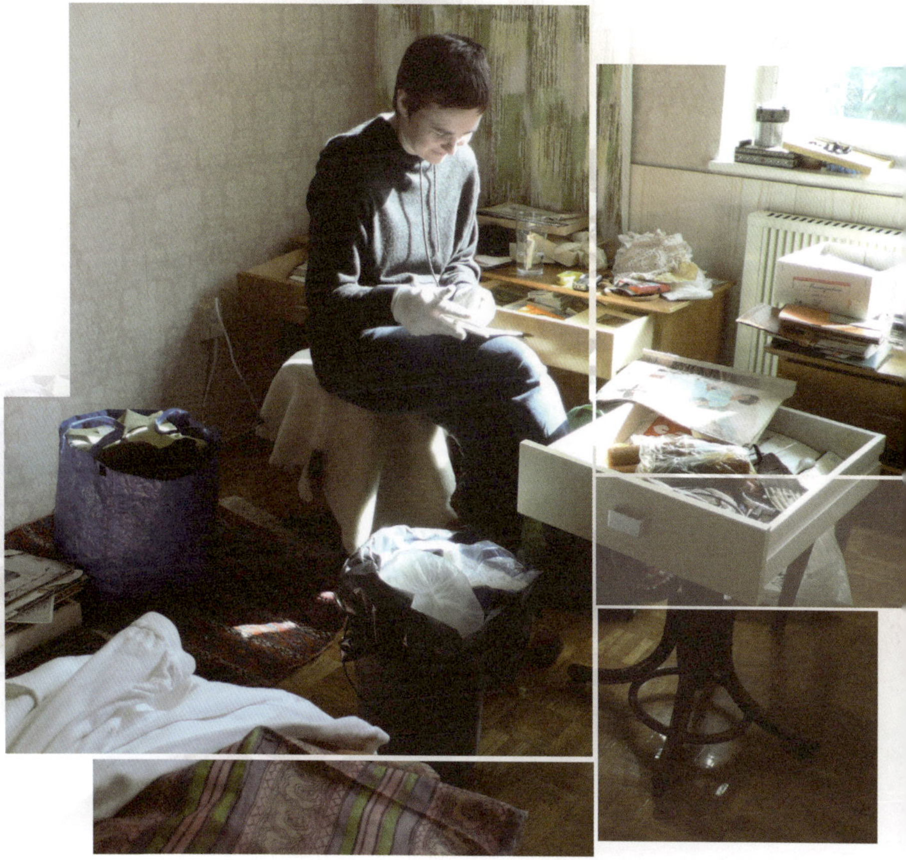

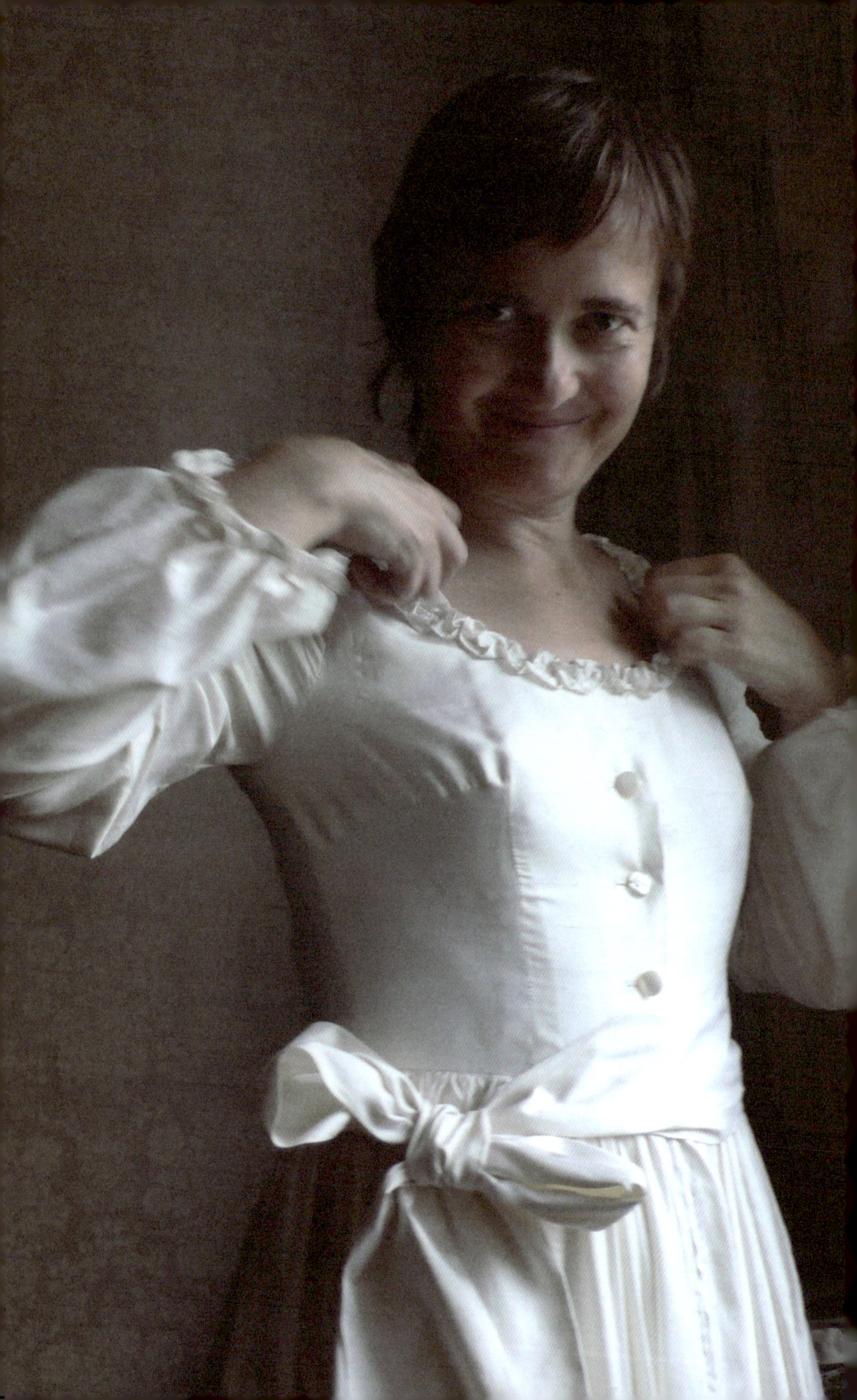

Vieles übernimmt man von den Eltern, wie die Sprache, Bewegungen, Reaktionen und Glaubenssätze. Wir schauen so aus, wie wir denken und fühlen.
Unsere Haltung prägt unser Gesicht – innerlich und äußerlich. Unsere Haltung prägt unsere Ernährung – wir essen, was wir denken und wir denken, was wir essen.
Wir sind so wertvoll, wie wir uns selbst Wert geben.

Wenn wir von Alzheimer sprechen, denken wir automatisch an die Vergangenheit.
Wir denken an die Fähigkeiten, die verloren gegangen sind.Wir denken an die Zukunft, die den Tod erahnen lässt. Wir erzeugen damit ein riesiges Angstfeld – Ärger, Wut und Unverständnis, Scham und Hilflosigkeit.

Gefühle von Betroffenen und Angehörigen könnten auch anders sein.
Wenn wir im Jetzt stehen, können wir uns freuen über das, was noch geht.
Das Leben wird dadurch leichter.
Wir könnten ganz bewusst dieses Jetzt beobachten, spüren und in unseren Körper hineinfühlen.

Andere Gefühle.
Anderes Leben.

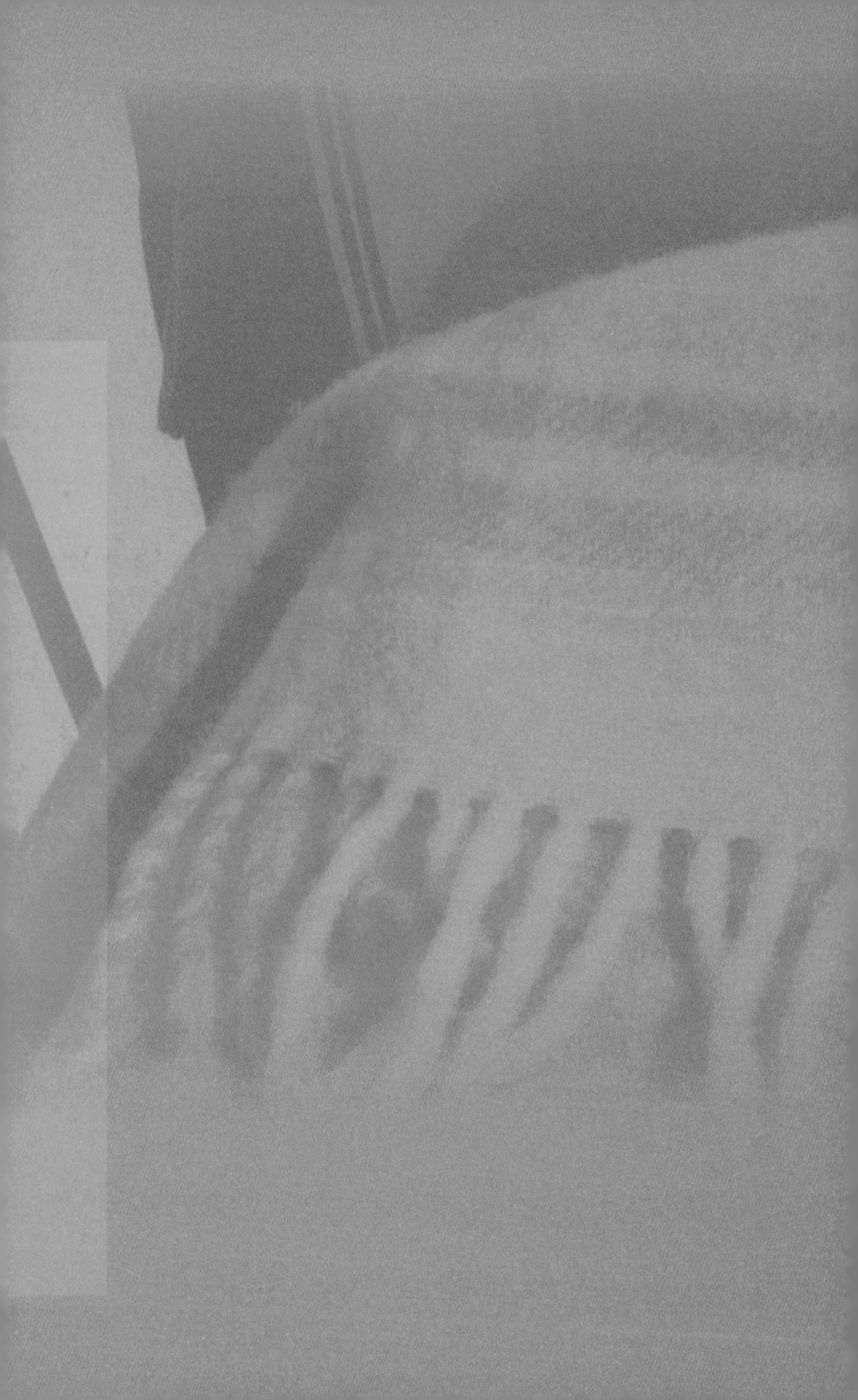

7.

MEIN WEG

Unser Leben ist Beziehung.
Wir leben in Beziehung zu Menschen
und in Beziehung zu Dingen.
Und wir leben in Beziehung zu uns selbst.
Und wir stehen zu allem auf dieser Welt
in Beziehung.

Ein Beispiel:
Ich kaufe in einem Blumengeschäft Tulpen und eine Orchidee. Ich beobachte, wie die Verkäuferin die Tulpen ohne zu beschneiden auf einen Haufen legt. Weiters bemerke ich, dass sie mich mit vollen Händen die Türe selbst öffnen lässt und ich mich hinauswinde.

Was kommt bei mir an:
Ich bin eine lästige Kundin, die möglichst schnell wieder gehen soll.
Meine Emotion:
Ich fühle mich schlecht behandelt.
Die Verkäuferin empfinde ich als unfreundlich und uninteressiert am Beruf. Ich bin ärgerlich und ich denke, die sehen mich so schnell nicht wieder.

1. Möglichkeit des Umgangs:
Ich sage, was ich will. Teile der Verkäuferin alle meine Wünsche mit. Sie möge die Blumen beschneiden und sorgfältig behandeln. Sie möge die Türe öffnen, damit ich leichter den Laden verlassen kann. Ist das meine Aufgabe?

2. Möglichkeit des Umgangs:
Die Verkäuferin lässt sich in diesem Moment des Verkaufes auf die Blumen und auf die Bedürfnisse der Kundin ein. Empfindet Liebe und Hingabe in ihrem Beruf und lebt diese Begeisterung. Ein gutes Verhältnis zwischen Kunde und Verkäuferin entsteht.
Beide sind zufrieden. Das Leben fühlt sich gut an.

Wir fühlen Freiheit oder Zwang.
Wir fühlen Liebe oder Hass.
Wir fühlen Wärme oder Ablehnung.
Wir fühlen Freude oder Last.
Wir fühlen Großzügigkeit oder Enge.

Die Wahrheit steht in uns selbst. Sie ist nicht objektiv.
Sie ist nur gefühlt.
Wir entwickeln Bilder, die uns sein und fühlen lassen.
Können wir diese Bilder überprüfen?

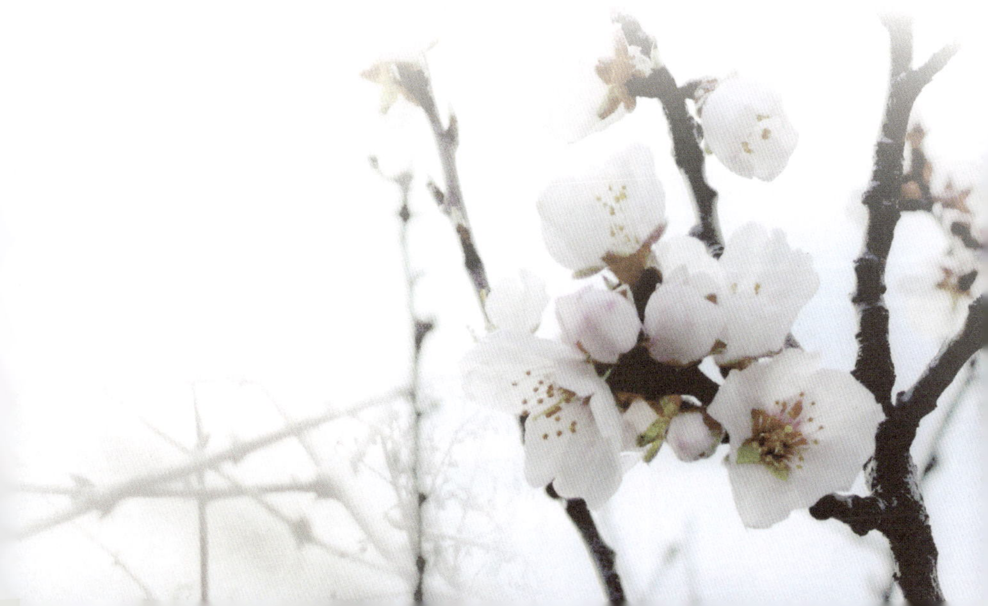

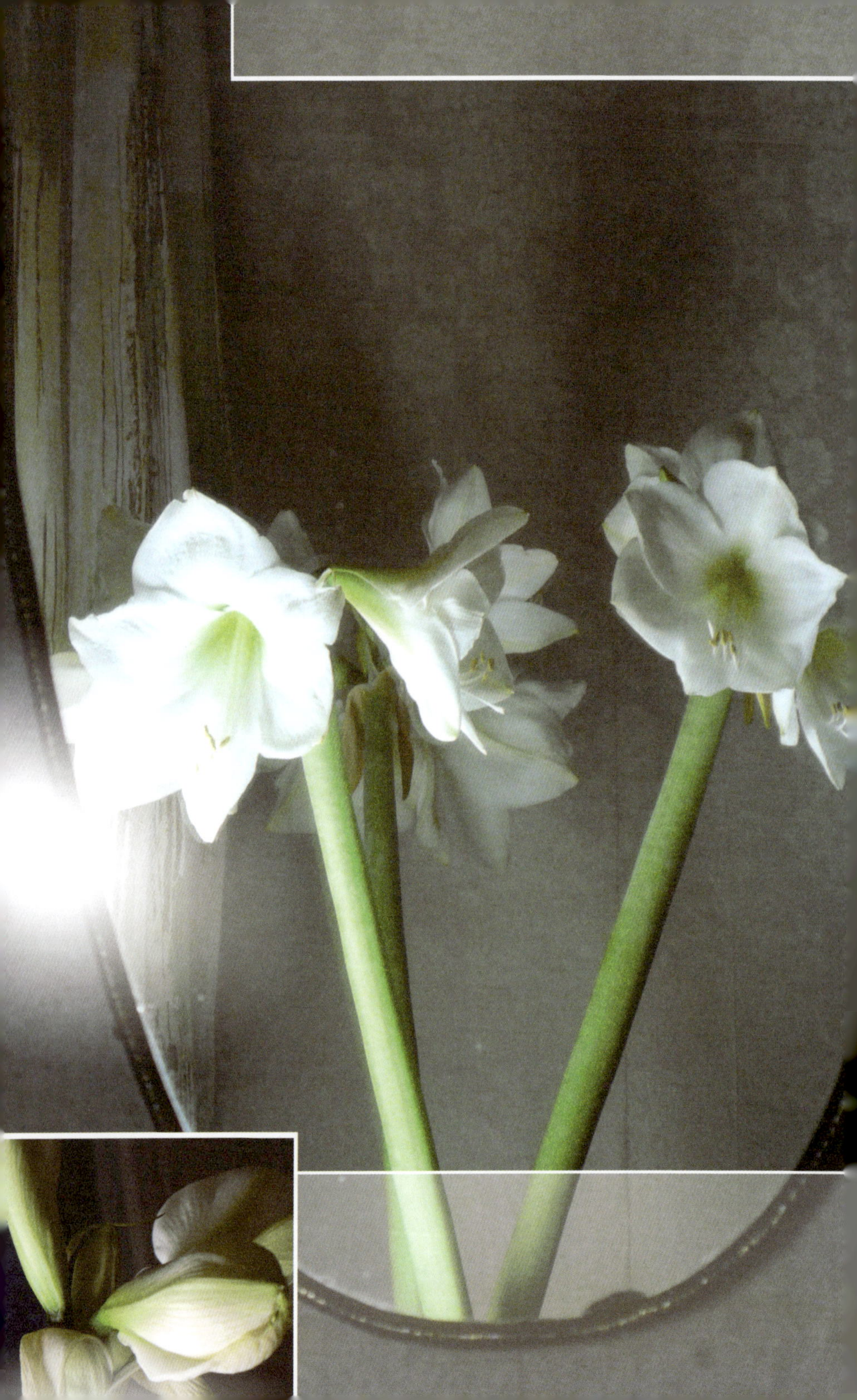

Ein weiteres Beispiel:
Wir bilden uns ein, unsere Mutter braucht bestimmte Mahlzeiten.
Wir glauben, unsere Mutter will Opern hören.
Wir lehnen in ihrem Namen die Schlager der slowakischen Schwestern ab.
Wir machen uns Druck.

Dahinter stecken unsere eigenen Ängste und Vorstellungen. Die Wahrheit ist, wir können nicht fühlen, was unsere Mutter braucht.
Wir können nur lernen, die Zeichen der Gefühle zu sehen. Wir erkennen, dass ernste Musik unsere Mutter belästigt. Wir müssen zur Kenntnis nehmen, dass die einfachen Schlager für sie Freude sind.

Alte Werte lösen sich auf.
Spiegeln sich
unsere Gefühle noch?

Ich gehe nach dem Tod von Ilse in einen Bewusstseinsprozess.

Und ich will Bewusstseinsprozesse anregen:

- Nachdenken, beobachten, hineinfühlen, wahrnehmen.
- Die Körperzeichen erkennen.
- Sich Zeit nehmen und in den Körper eintauchen – ganz im Jetzt bleiben.
- Ich lasse los und bin in mir – meine Sinne sind eingeschaltet.
- Ich schließe die Augen, während ich mich auf mich einlasse.
- Das Sehen ist nach innen gerichtet.
- Gleichzeitig höre und rieche ich alles im Außen.
- Meine Haut ist empfangsbereit.
- Ich lasse mich auf das Experiment **ICH** ein.
- Ich beobachte, was kommt, wo mich meine Aufmerksamkeit hinführt.
- Ich fühle die Signale des Körpers.
- Ich nehme wahr was ist, ohne zu werten.
- Mit geschlossenen Augen lerne ich leichter zu fühlen, ohne Ablenkung.
- Gedanken kommen und gehen. Ich halte sie nicht fest.
- **Alles darf sein.**

Diese Übung mache ich, so oft ich Lust habe. So lerne ich meinen Körper kennen. Die Schulung der Wahrnehmung dehne ich aus. Ich beobachte mich während eines Gespräches und während der Arbeit mit der Kamera. Ich nehme meine Reaktionen auf Menschen, auf die Natur und auf Nahrung wahr. Was gibt es interessanteres und geheimnisvolleres als mich selbst!

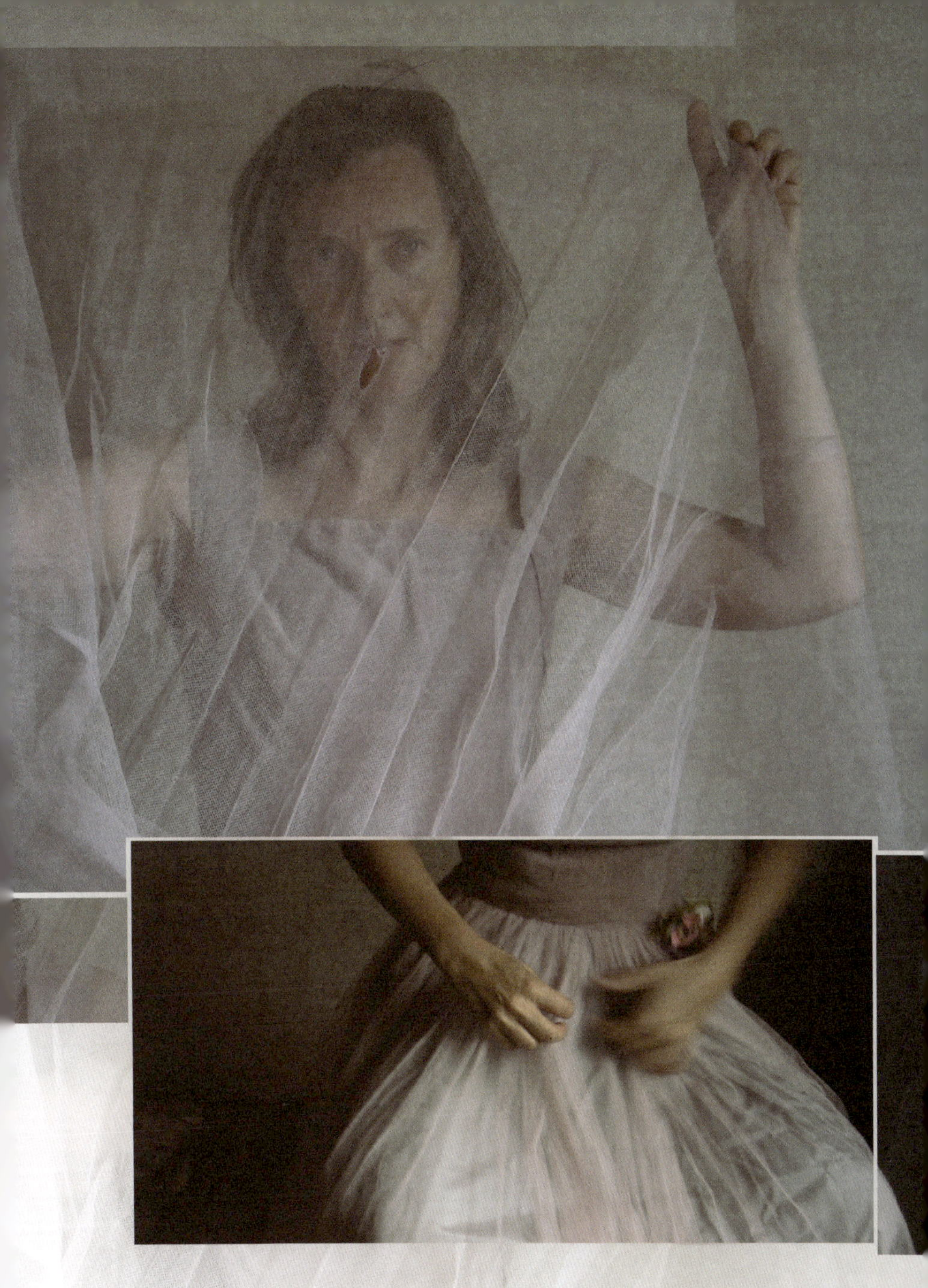

Ich möchte mein
unterbewusstes ICH kennenlernen.

HEUTE WILL ICH DIR ZU LIEBE ROSEN FÜHLEN

Heute will ich dir zu Liebe Rosen
fühlen, Rosen fühlen dir zu Liebe,
dir zu Liebe heute lange lange
nicht gefühlte Rosen fühlen: Rosen.

Alle Schalen sind gefüllt; sie liegen
in sich selber, jede hundert Male, -
wie von Talen angefüllte Tale
liegen sie in sich und überwiegen.

So unsäglich wie die Nacht
überwiegen sie den Hingegebnen,
wie die Sterne über Ebnen
überstürzen sie mit Pracht.
Rosennacht, Rosennacht.

Nacht aus Rosen, Nacht aus vielen vielen
hellen Rosen, helle Nacht aus Rosen,
Schlaf der tausend Rosenaugenlider:
heller Rosen-Schlaf, ich bin dein Schläfer.

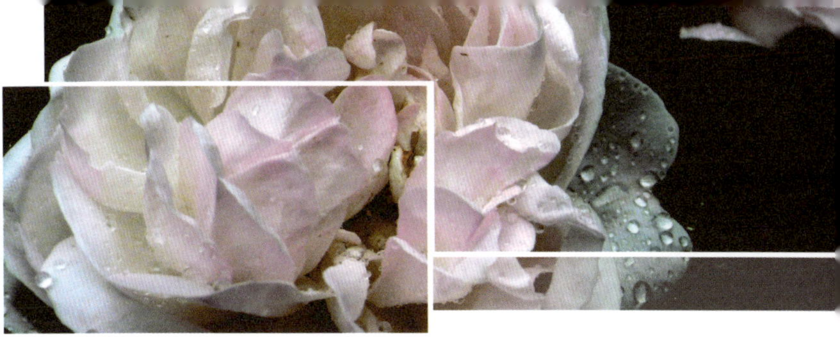

Heller Schläfer deiner Düfte; tiefer
Schläfer deiner kühlen Innigkeiten.
Wie ich mich dir schwindend überliefer
hast du jetzt mein Wesen zu bestreiten;

sei mein Schicksal aufgelöst
in das unbegreifliche Beruhen,
und der Trieb, sich aufzutuen,
wirke, der sich nirgends stößt.

Rosenraum, geboren in den Rosen,
in den Rosen heimlich auferzogen,
und aus offnen Rosen zugegeben
groß wie Herzraum: dass wir auch nach draußen
fühlen dürfen in dem Raum der Rosen.

Rainer Maria Rilke, Juli 1914, Paris
Insel Almanach 1953

Ich erkenne, ich habe viele Ängste in mir ...
... und viele Fragen:

Mal ganz ehrlich, wovor haben wir Angst?

Warum haben wir Angst dement zu werden?
Möchten wir nicht unkontrolliert wegdriften?
Möchten wir unsere Kontrolle behalten?
Was stört uns daran langsam alles abzugeben?
Wer hat ein Problem damit:
der betroffene Mensch
oder die Angehörigen?

Tragen wir Sorge, jemandem Fremden zur Last zu fallen? Wollen wir nicht bedürftig werden?
Oder sind wir schon bedürftig?
Haben wir unsere Bedürftigkeit aus Kindheitstagen noch nicht abgelegt? Oder treibt uns eine kollektive Bedürftigkeit an?

Im Alter wird alles nur schlimmer – heißt es. Alle Charakterschwächen verstärken sich und Vergessenes kommt zum Vorschein.

Worauf warten wir, von Angst erfüllt?

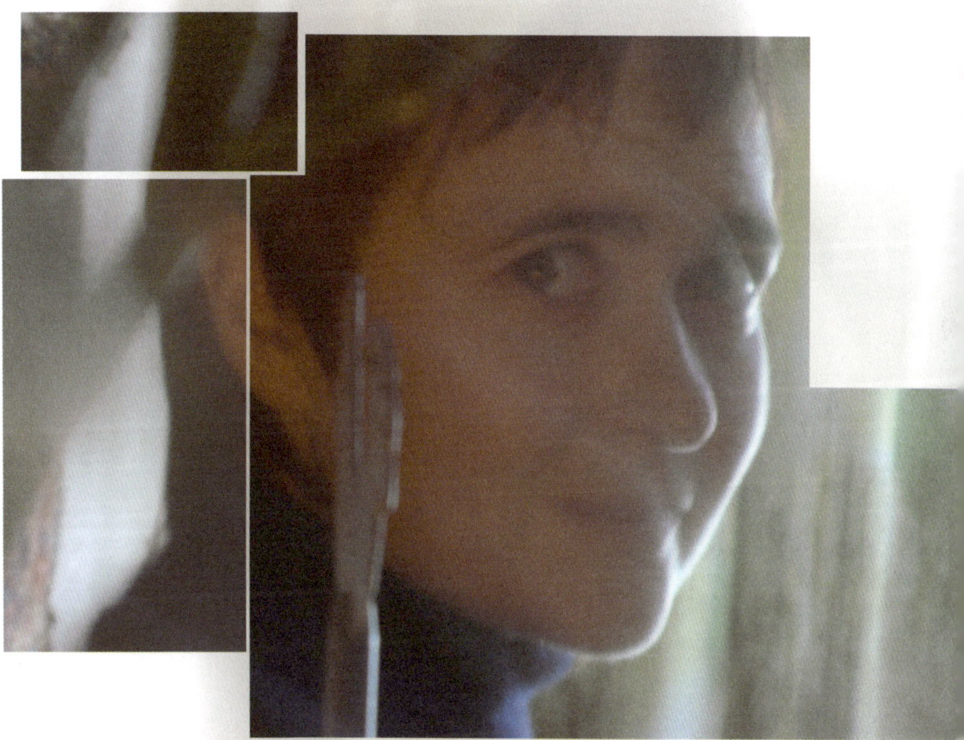

Wollen wir jetzt anfangen mit dem Leben?
Wollen wir unsere Bedürftigkeiten stillen?
Wollen wir unsere eigenen Schöpfer sein?
Nehmen wir unsere Selbstverantwortung wahr!

Lassen wir uns ein
auf das Wagnis
ICH bin.

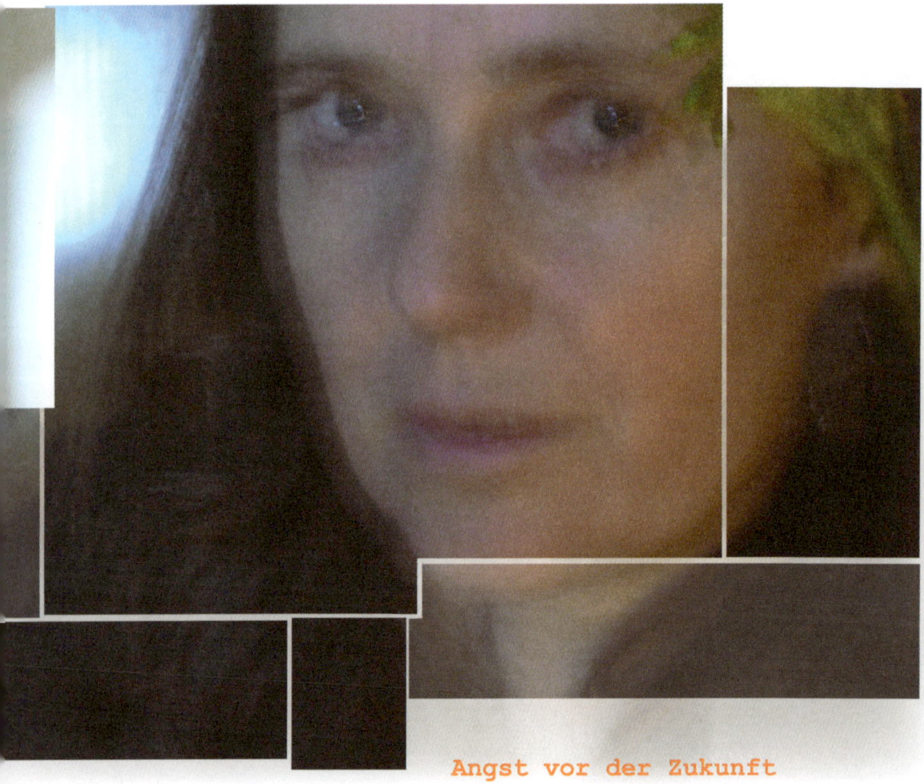

Angst vor der Zukunft
behindert die Gegenwart.

Wenn wir unsere Selbstwahrnehmung schulen, lernen wir fühlen. Öffnen wir unser Herz ganz weit und spüren wir die Kraft der Liebe. Ich bin nicht alleine, sondern Teil eines Universums. Ich bin in mir aufgehoben. Worte helfen nicht, solange wir nicht fühlen.

Es gibt so viele Standpunkte im Leben, von jedem einzelnen bekomme ich eine neue Perspektive.

Es gibt keinen Grund, Angst vor Demenz zu haben.
Ich kann mein Leben gestalten und somit gestalte ich auch meine Zukunft. Ich gebe mich dem hin, was JETZT ist.
Alles akzeptieren und loslassen – so entsteht ein Fließen.
Hadern mit der Vergangenheit verhindert Neues.
Angst vor der Zukunft behindert die Gegenwart.

Mir wird klar: Um gut alt zu werden, muss ich etwas tun. Ich stelle jetzt die Weichen für mein Altwerden.
Die Frage ist – was ist alt? Was verbinde ich damit?
Bedeutet alt sein, runzlig zu werden oder Schmerzen zu haben, sich nicht mehr bewegen können oder gibt es ein anderes Alter?
Es ist üblich zu sagen „Ich bin 40 Jahre jung!“.
Vielleicht sind wir eines Tages „80 Jahre jung“.

Mein Bedürfnis genauer hinzuschauen wächst: auf das Verborgene und Geheimnisvolle in mir zu schauen und auf meine Ängste und Alpträume.
Meine verdrängten Gefühle kommen in Abständen stetig an die Oberfläche und in mein Bewusstsein.

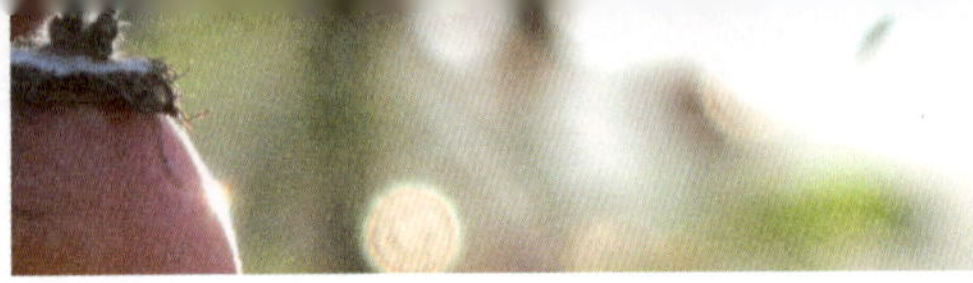

NOTWENDIGE FRAGEN

Das Gewicht
der Angst
Die Länge und Breite
der Liebe
Die Farbe
der Sehnsucht
im Schatten
und in der Sonne
Wieviel Steine
geschluckt werden müssen
als Strafe
für Glück
und wie tief
man graben muß
bis der Acker
Milch gibt und Honig

Erich Fried

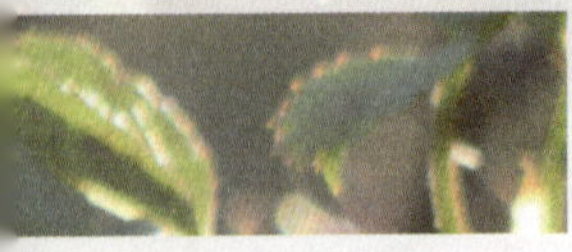

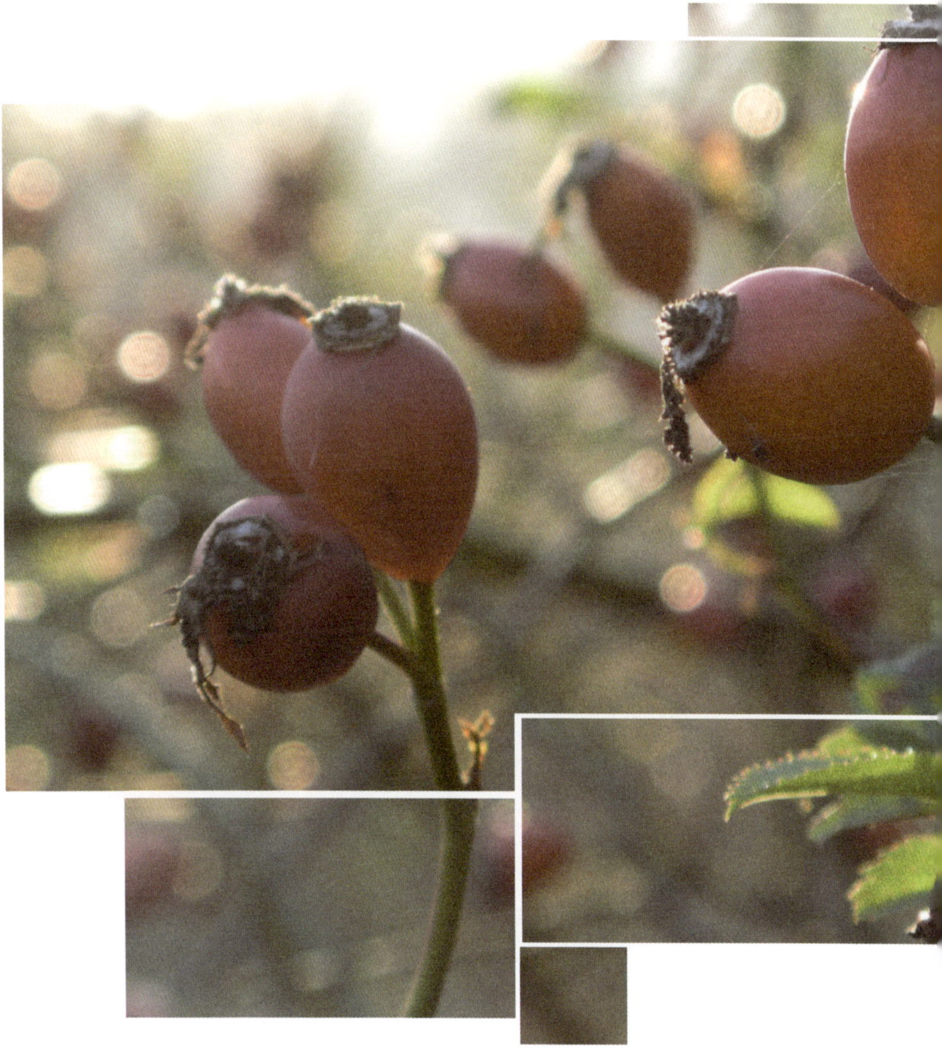

Gott und das Göttliche

Gott spüren, heißt loslassen, eins sein mit mir, den Widerstand aufgeben. Es fühlt sich an als innere Harmonie und Friede.

Die Suche nach Gott im Außen ergibt nichts, denn es geht um das Gefühl des Göttlichen in mir. Das Gefühl kann nur in mir selbst entstehen, es geht um ein Gefühl, dass nur von jedem Einzelnen in sich gefunden werden kann.

Gott ist mir ein Hilfsbegriff
für das tiefe und große Gefühl,
das ich empfinde,
wenn ich an MICH glaube.

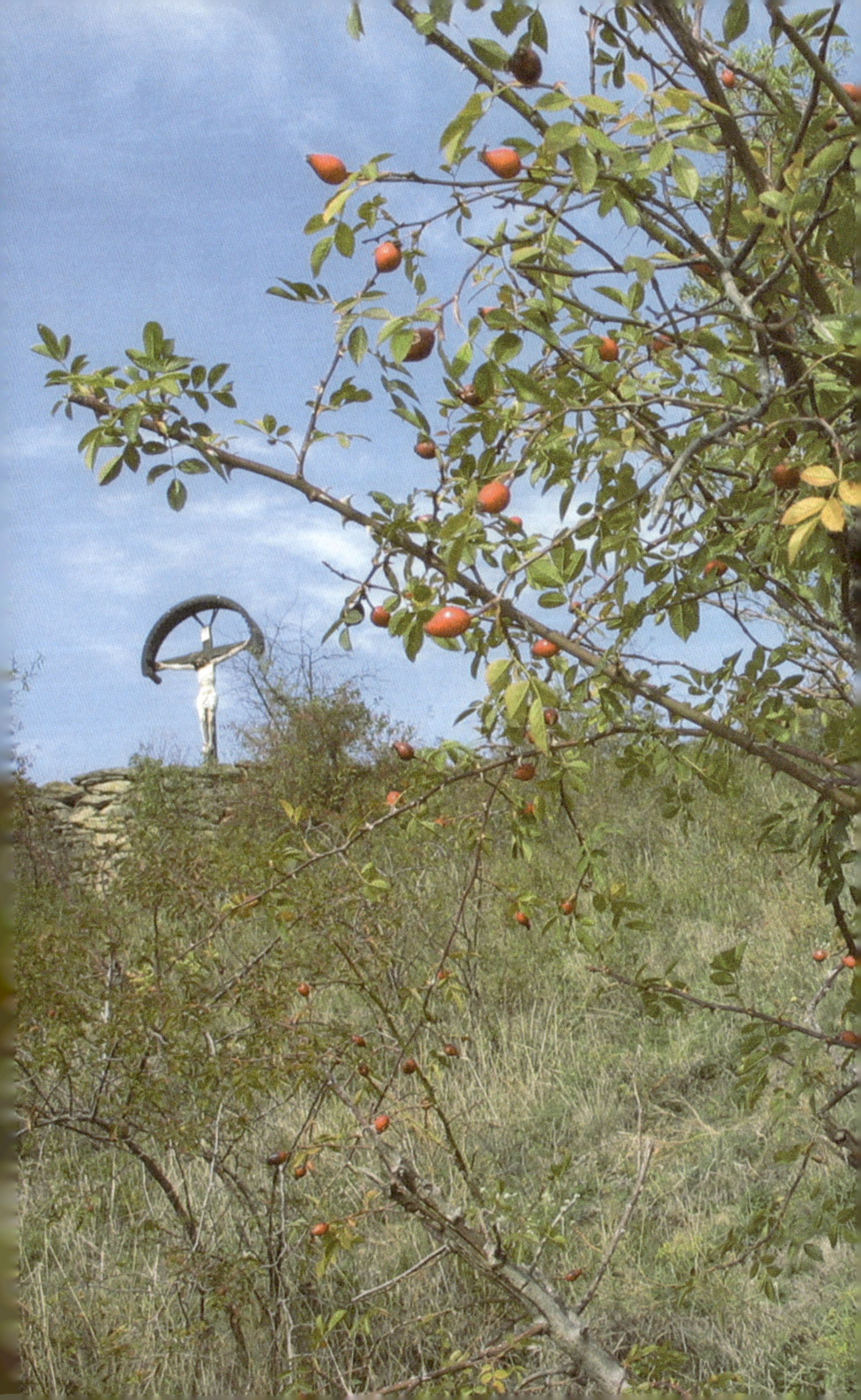

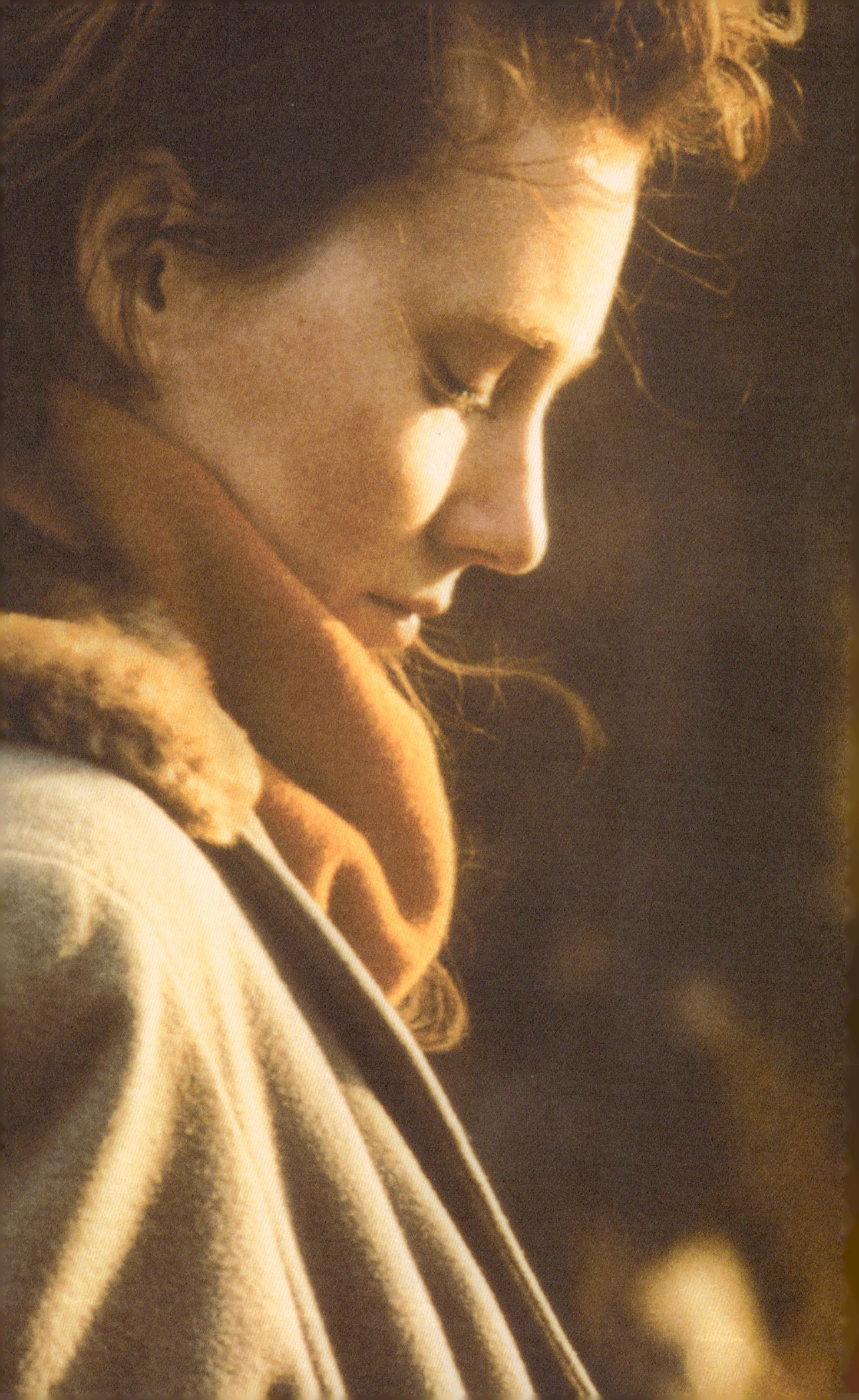

Mit Gott lässt sich viel Druck erzeugen. Die Religionen verstehen perfekt Gott zu verkörpern. Gott ist nicht zu verkörpern, es ist ein Zustand, den jeder Mensch in sich erkennen kann, erfühlen kann.

Die absolute Sicherheit finde ich nur in mir, nicht im Außen, auch nirgends sonst auf der Welt.

Die Suche nach Gott ist die Suche nach mir selbst!
Ich fühle mich wie neugeboren durch diese Erkenntnis. Ich bin durchflutet im Innersten meiner Zellen. Ich fühle mich geborgen, sicher, in Harmonie, es ist ein Fließen und Strömen.
Ich bin angekommen in mir. Danke!

Durch meine Familie, Schule und Umgebung ist die Glaubensfrage ein Thema.

Ich war seit meinem 12. Lebensjahr im Clinch mit Gott. Es war ein Kampf gegen Gott und gegen die Religion. Ich wollte nicht an so einen Kerl glauben.

Gott ist ein Verkaufsschlager.
Gott ist für alles zuständig und verantwortlich. Gott wird als Wohlfühlfaktor verkauft. Ich kaufe mich in eine Religion ein, damit ich mich wohlfühlen darf. Das ist weit weg vom eigentlichen Sinn. Gott kann ich nicht kaufen, ich kann das Göttliche „nur“ fühlen. Ich bin Gott und das Göttliche fließt in mir. Ich bin das Universum.
Das JA sagen zu mir, das ist das Göttliche in mir.
Wenn alles fließt, gibt es keinen Körper mehr. Alles ist miteinander verbunden. Alles ist untrennbar.

Was Gott wirklich ist: ein Gefühl.

Und dieses Gefühl installiere ich jetzt in mir, dann kann ich immer darauf zurückkommen. Ich bin sicher und geborgen!

Das „Ja sagen“ zu meinen Themen verbessert mein Leben und ich spüre ein ständiges Leichterwerden. Ich gehe es jetzt an, sonst holen mich meine Probleme ein: im Alter von 70, 80 oder 100 Jahren. Es braucht Mut, hinzuschauen. Die Chance, dadurch gesund zu bleiben, scheint mir sehr groß zu sein.

Genauso könnte ich sagen: Ich will nicht mehr. Demenz oder Alzheimer stellt eine Form des langsamen Sterbens dar. Es ist eine Form von Loslassen und sich selbst freigeben.

Kann ich bei Alzheimer nach dem Sinn der Krankheit fragen? Wozu brauche ich das langsame Sterben? Darf ich Sehnsucht haben, Verantwortung abzugeben?
Es gibt eine Berechtigung, vom Leben Abstand zu nehmen. Ich darf wählen.

Unsere Mutter ist mit Alzheimer nur mehr für sich selbst da. Sie ist uns keine Mutter mehr. Sie ist nicht mehr zuständig für uns. Das grämt uns. Das ärgert uns. Das frustriert uns. Wir können sie nicht mehr fragen.
Bei sich Ankommen ohne Rücksicht auf andere und ohne Kontrolle – ist das Alzheimer?

Ist Alzheimer hausgemacht? Ist Demenz eine Krankheit oder ist es eine innere Entscheidung, mit dem Leben abzuschließen? Was wissen wir? Was fühlen wir?
Ist Alzheimer eine Möglichkeit, aus dem Gefängnis auszubrechen – den wahren Charakter und die innersten, unerkannten Bedürfnisse auszuleben? Ein Weg, die Maske abzulegen und den wahren Menschen herauszulassen?

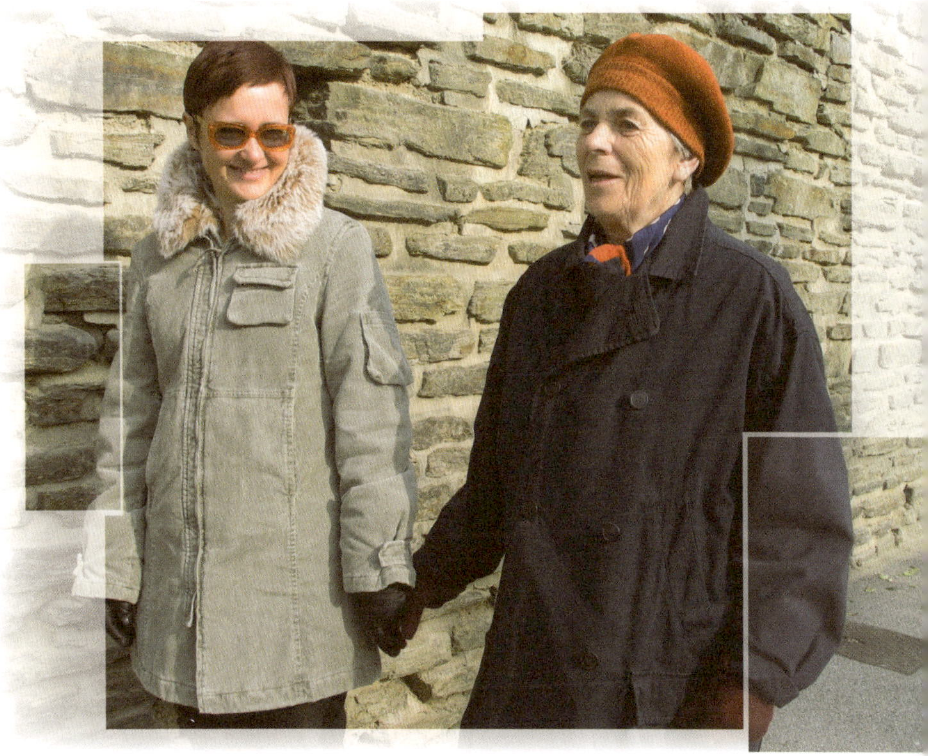

Kann es sein, dass wir uns
ganz tief im Unterbewusstsein
für ein Loslassen entscheiden?

Wollen wir die Verantwortung nicht mehr
tragen - für uns und für andere?

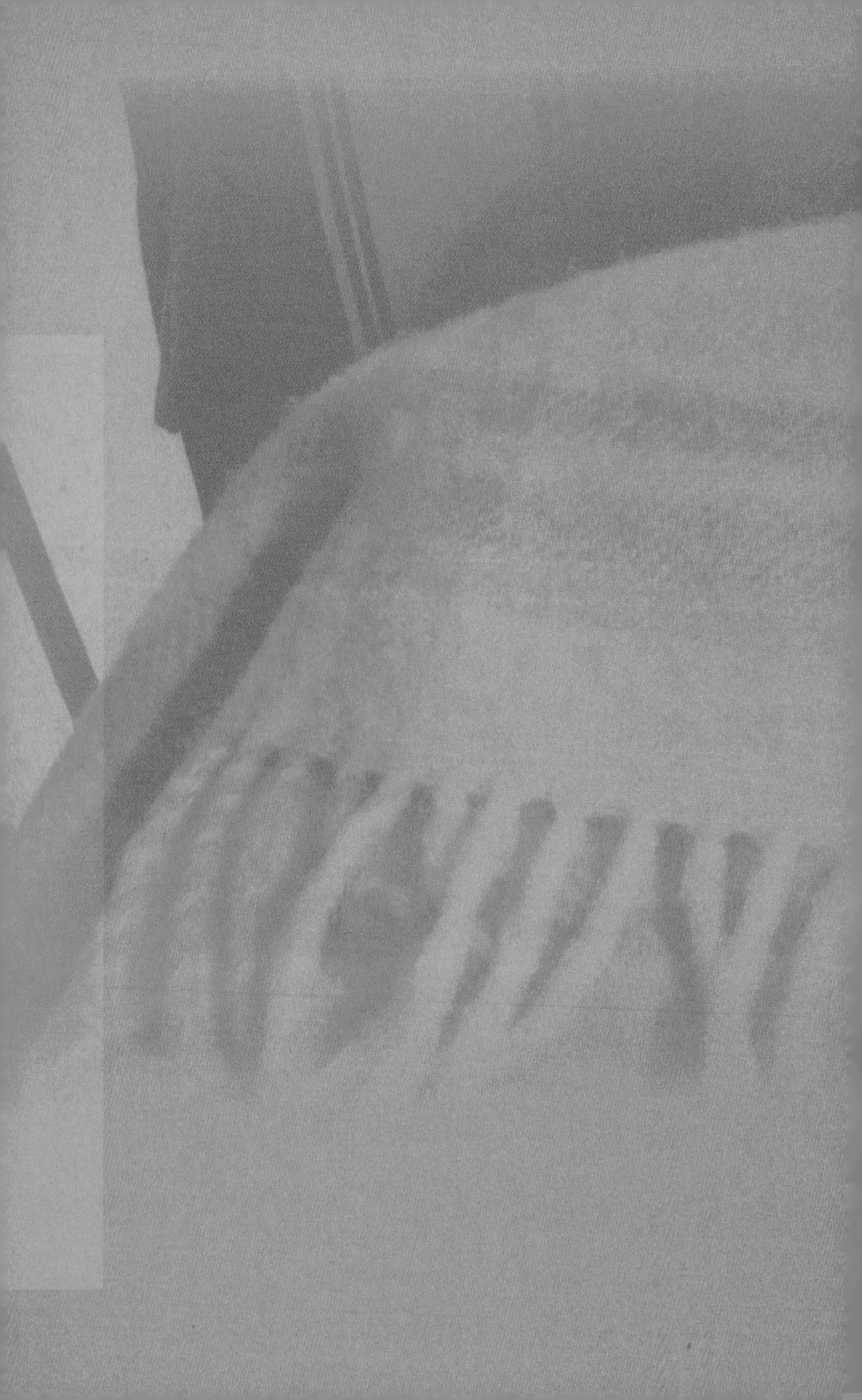

8.

DER FILM ALS AUSEINANDERSETZUNG

Mit Bildern erzeugen wir Gefühle. Es sind nicht nur Bilder aus dem Außen. Es sind Bilder, die in unserem Kopf entstehen, in unserer Vorstellung. Ich möchte mit meinen Bildern in „Ilse, wo bist Du?“ den Zuschauern Mut machen. Besonders verzweifelten Angehörigen will ich zeigen, dass auch diese Krankheit positive Gefühle wecken kann.

Ich filme meine Mutter in alltäglichen Situationen. Ich bin mit der Kamera Betrachterin der Situation. Ich nehme auf, was sich ereignet. Es gibt keine Inszenierung. Nichts ist künstlich. Ich nehme den Moment auf. Ich bin einfach nur dabei. Meine Mutter gibt Handlung und Geschwindigkeit vor.

In meiner Eigenschaft als Tochter und Kamerafrau zugleich kann ich bei vielen Situationen hautnah dabei sein, ohne zu stören. Ich kann meiner Mutter **Vertrauen** geben, trotz vorhandener Kamera. Ilse ist mit meiner Kameraarbeit **vertraut.** Ich nehme sie nach dem Tod meines Vaters oft nach Salzburg mit. Ich habe Angst, sie in meiner Wohnung alleine zu lassen. Sie begleitet mich einige Tage zu Dreharbeiten.

Meine Arbeit ist ihr nicht fremd. Sie empfindet die Kamera als mehr oder weniger selbstverständlich, nicht als störend. Ich zeige ihr meine Ausrüstung, sage ihr, dass ich sie filmen werde. Frage sie nach ihrem Einverständnis. Sie **vertraut** mir.

Ich begleite meine Mutter durch ihre Jahre mit Alzheimer mit einer Fotokamera und ab Dezember 2002 auch mit meiner Videokamera. So kommen viele Stunden Videomaterial zusammen.

Als meine Mutter im Januar 2007 stirbt, brauche ich Zeit für mich. Erst 2008 spüre ich den dringenden Wunsch, endlich meine Idee, eine Filmdokumentation zu machen, umzusetzen.

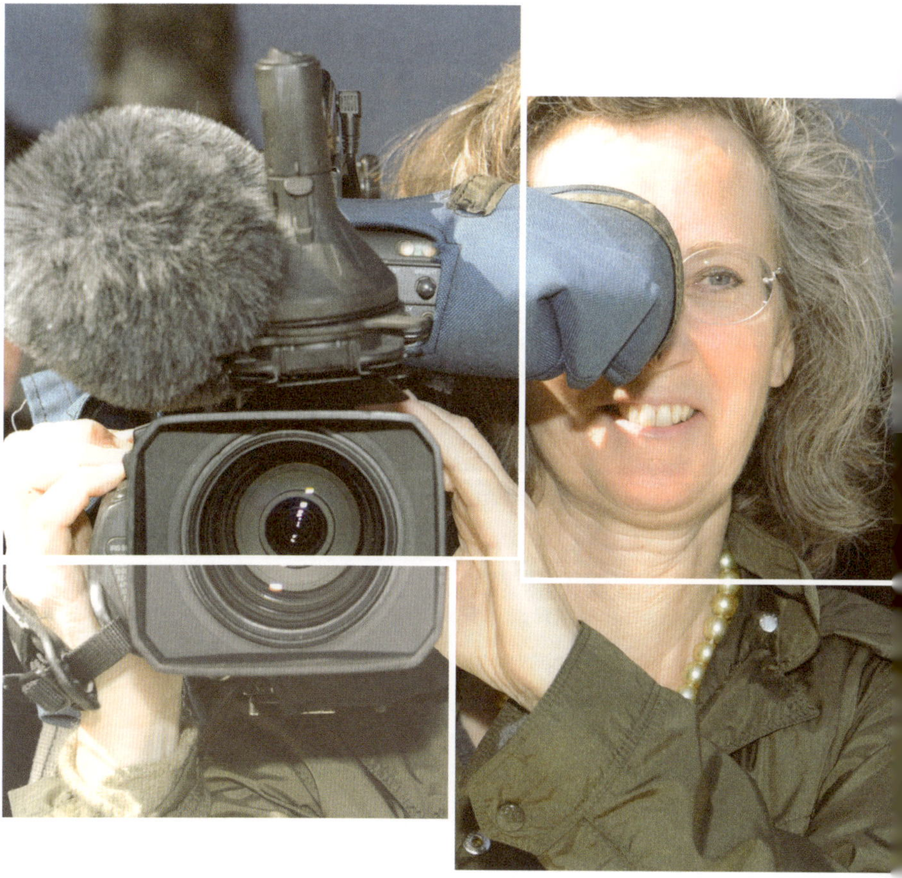

Meine Kamera und ich sind eins mit Dir.

Durch Zufall finde ich den richtigen Cutter. Werner Müller ist Regisseur und Cutter. Er ist sensibel und intuitiv. Schon beim ersten Betrachten hält ihn das gedrehte Filmmaterial in Bann.

Es dauert ein Jahr, bis der Film geschnitten ist, die Arbeit ist anstrengend und fordernd. Werner Müller kämpft mit seinen eigenen Gefühlen, die bei der Arbeit mit den Bildern entstehen.

Auch ich kämpfe. Ich will, dass der Film schneller fertig wird. Es gibt Pausen, wo nichts weiter geht – Stillstand. Dazu Widerstände, Sorge um die Darstellung meiner Mutter und Streit um den Filmtext.

Ein Freund schimpft mit mir: Er meint, ich vermarkte meine Mutter. Da ist der Film schon fertig und bereit zu zeigen. Es arbeitet ganz heftig in mir: „Mache ich es richtig? Darf ich darüber reden, darf ich meine Mutter in der Öffentlichkeit zeigen?"
Alte Ängste kommen hoch. „Alles hinschmeißen!", denke ich einen kurzen Moment.
Es gibt kein Zurück und der Erfolg gibt mir recht.

Am 21. September 2010, dem Weltalzheimertag, ist die Uraufführung. Der Verein Laube und das Salzburger Hilfswerk sind Hauptveranstalter. Die Menschen nehmen den Film dankbar an, wollen hinschauen und kommen ins Kino. Die Veranstaltung ist ausverkauft.

Und es geht weiter:
Eine Reihe von Aufführungen mit jeweils anschließender Podiumsdiskussion in Österreich und Deutschland folgen.

Der Film wird beim TV und Media Award in Cannes 2011 mit einem silbernen Delphin ausgezeichnet.

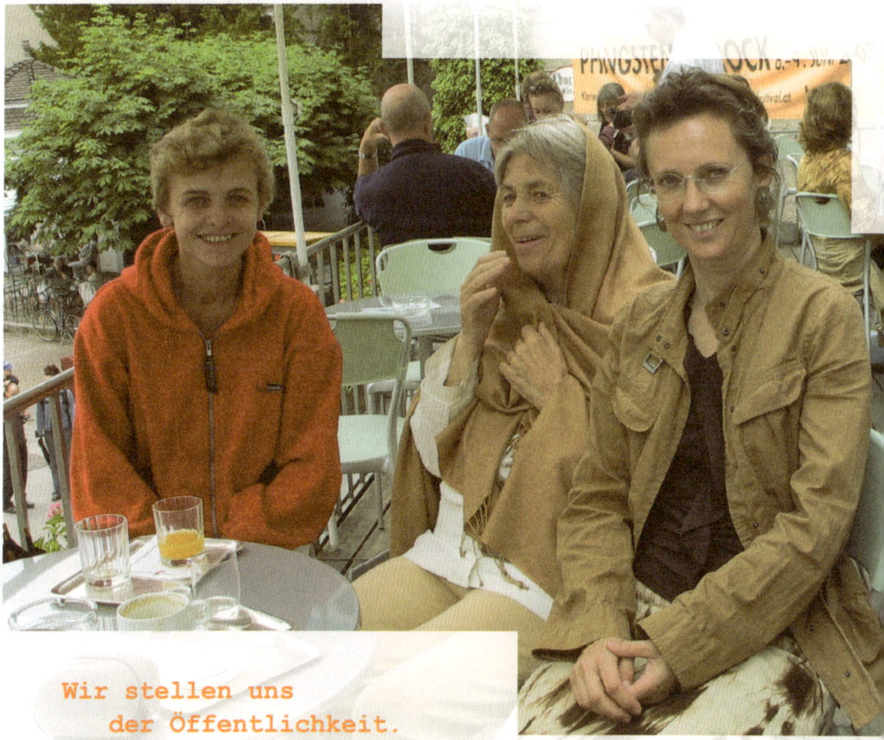

Wir stellen uns
der Öffentlichkeit.
Es gibt nichts zu verstecken.

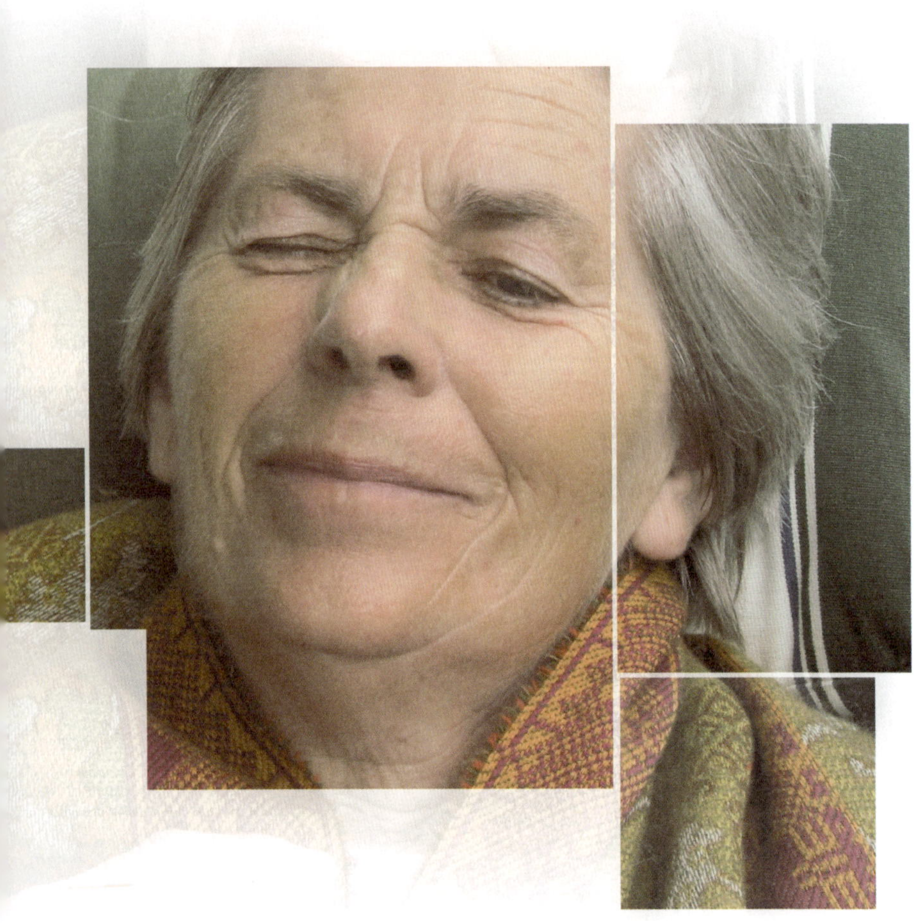

Meine Mutter ist für mich bis zu ihrem Tod eine sehr schöne Frau. Würde ich nicht so empfinden, hätte ich den Film nicht gemacht.

Der Ausdruck von Ilses Gesicht weckt im Zuschauer erhebende Gefühle. Ilse ist 75 Jahre alt und hat diese Krankheit schon ungefähr 10 Jahre.

In einer langen Phase der Krankheit stehen Lachen und Singen im Vordergrund ihrer persönlichen Ausdrucksweise. Meine Mutter hat durch die Krankheit ihre Hemmschwelle verloren. Sie nimmt sich kein Blatt vor den Mund und drückt ihre Gedanken ungeniert aus – zum Glück ohne ordinär zu sein.

In der Öffentlichkeit kommt es oft zu komischen Situationen. Die Reaktionen der Mitmenschen sind unterschiedlich. Ich beobachte mit Spannung und Anspannung, wie die Umgebung reagiert.

Mit diesem Film möchte ich Interesse und Selbstverständlichkeit im Umgang mit Alzheimer erzeugen. Das große Tabu soll gebrochen werden. Die Menschen mögen lernen, hinzuschauen – nicht wegzuschauen.

Mein großer Wunsch ist, das Bedürfnis bei den Gesunden zu wecken, mehr Zärtlichkeit geben zu wollen. Das tut allen gut!

Mit der Fertigstellung des Filmes und bei den Filmvorführungen entsteht eine Suche nach der Botschaft, eine Suche nach den richtigen Worten.

Es gibt auch negative Reaktionen. Der Film weckt Emotionen bei Angehörigen. Nicht jeder versteht, dass ich meine Mutter mit der Kamera begleitet habe. Ich bin mit dem Vorwurf konfrontiert, meine Mutter bloßzustellen.

Meine Absicht ist, die Liebe zu meiner Mutter in dieser schwierigen Phase ihres Lebens zu vermitteln. Meine Schwester verkörpert diese Liebe vor der Kamera. Ich bin ihr dankbar, dass ihr das möglich war. Meine Schwester gibt dem Film die Botschaft. Ohne meine Schwester gäbe es den Film „Ilse, wo bist Du?“ nicht.

Durch die Filmvorführungen und Podiumsdiskussionen entstehen neue Erkenntnisse und meine Gedanken werden klarer. Vieles wird verständlich und mein Herz öffnet sich.

Ich will
das Versteckspiel
mit Alzheimer beenden.

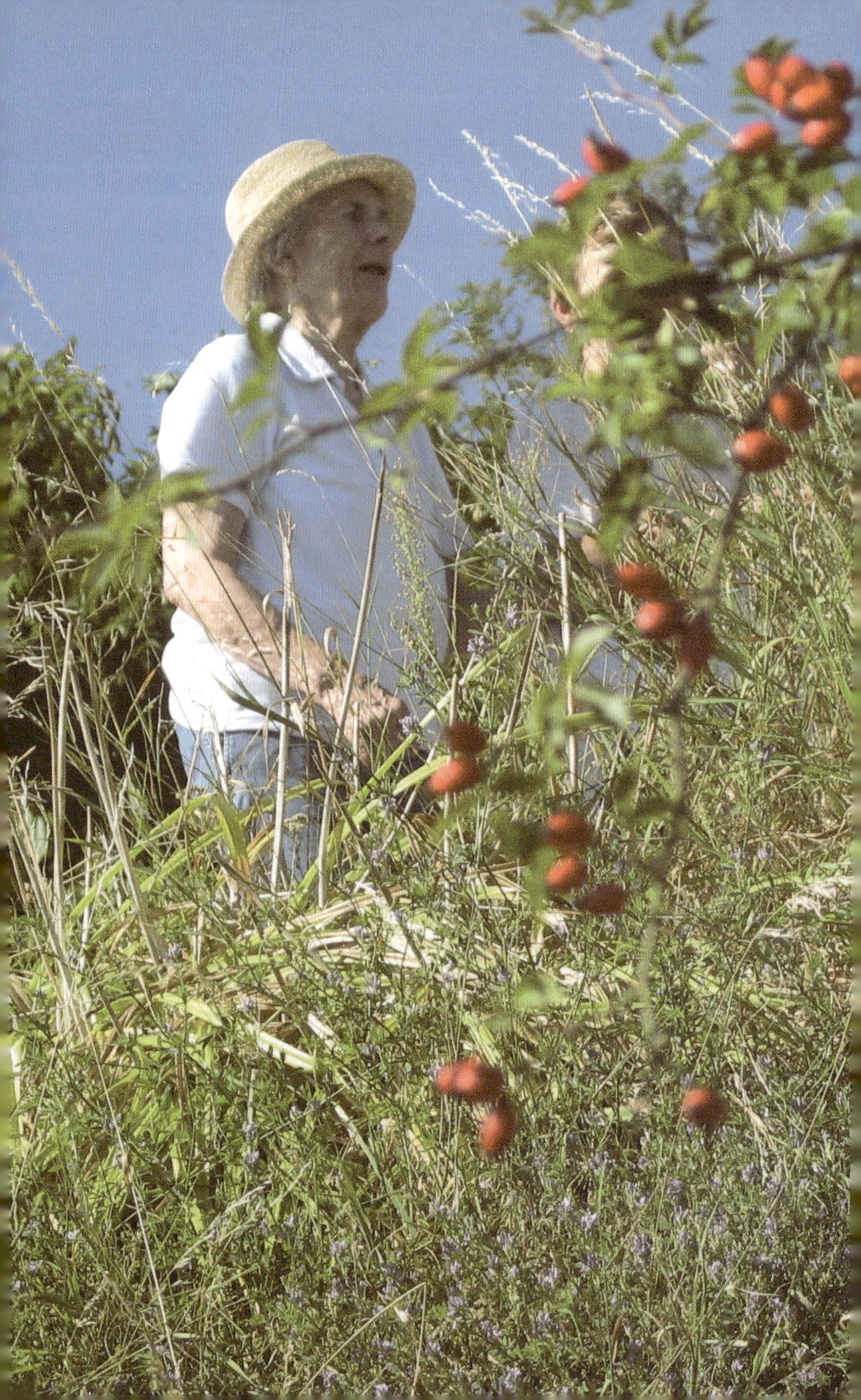

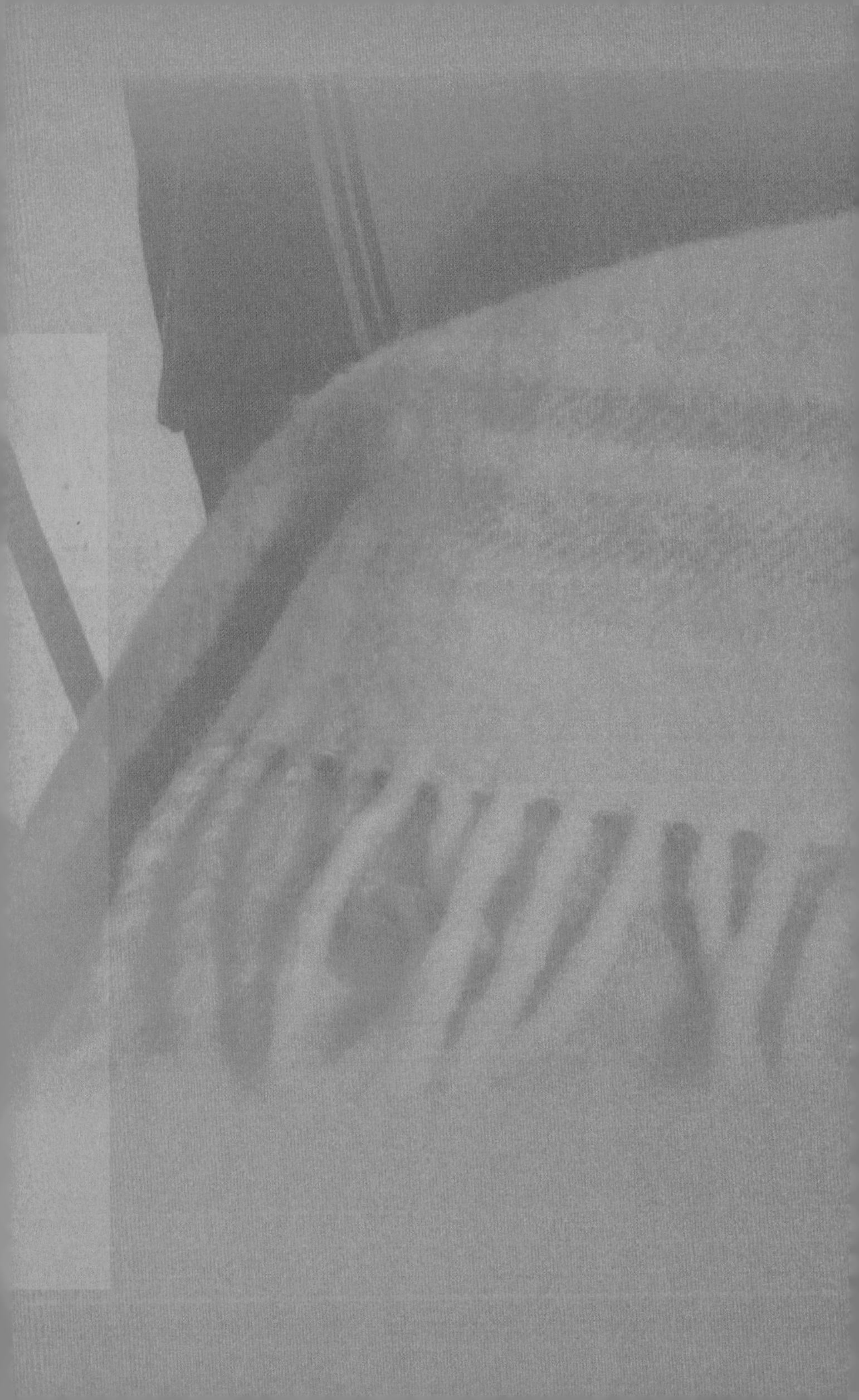

9.

QUINTESSENZ

Demenz bereitet uns Angehörigen ein Problem. Man sagt auch, es ist „die Krankheit der Angehörigen“.

Es ist schwierig, Alzheimer anzunehmen. Es ist uns unangenehm, weil nichts mehr steuerbar ist. Alles läuft aus dem Ruder. Wir sind das in unserem durchgeplanten Leben nicht gewöhnt. Alzheimer ist für uns Angehörige ein Schock. Wir können nur zuschauen und empfinden vieles peinlich.
Die Vernunft ist ausgeschaltet, es regiert das Gefühl.

Menschen mit Alzheimer lehren uns das Fühlen. Verständigung ohne Worte, nur über Gesten und Zeichen, die wir „Gesunden“ lesen lernen dürfen.
Ich möchte mit dem Film „Ilse, wo bist Du?“ und mit dem gleichnamigen Buch die Menschen herausfordern und nachdenklich machen.

Wie wollen wir unser Leben gestalten, sind wir unsere eigenen Gestalter oder lassen wir etwas mit uns geschehen?
Achten wir unsere Bedürfnisse und Wahrnehmungen?
Was wollen wir?
Was fühlen wir?
Was nehmen wir wahr?
Kennen wir unsere innersten Herzenswünsche?

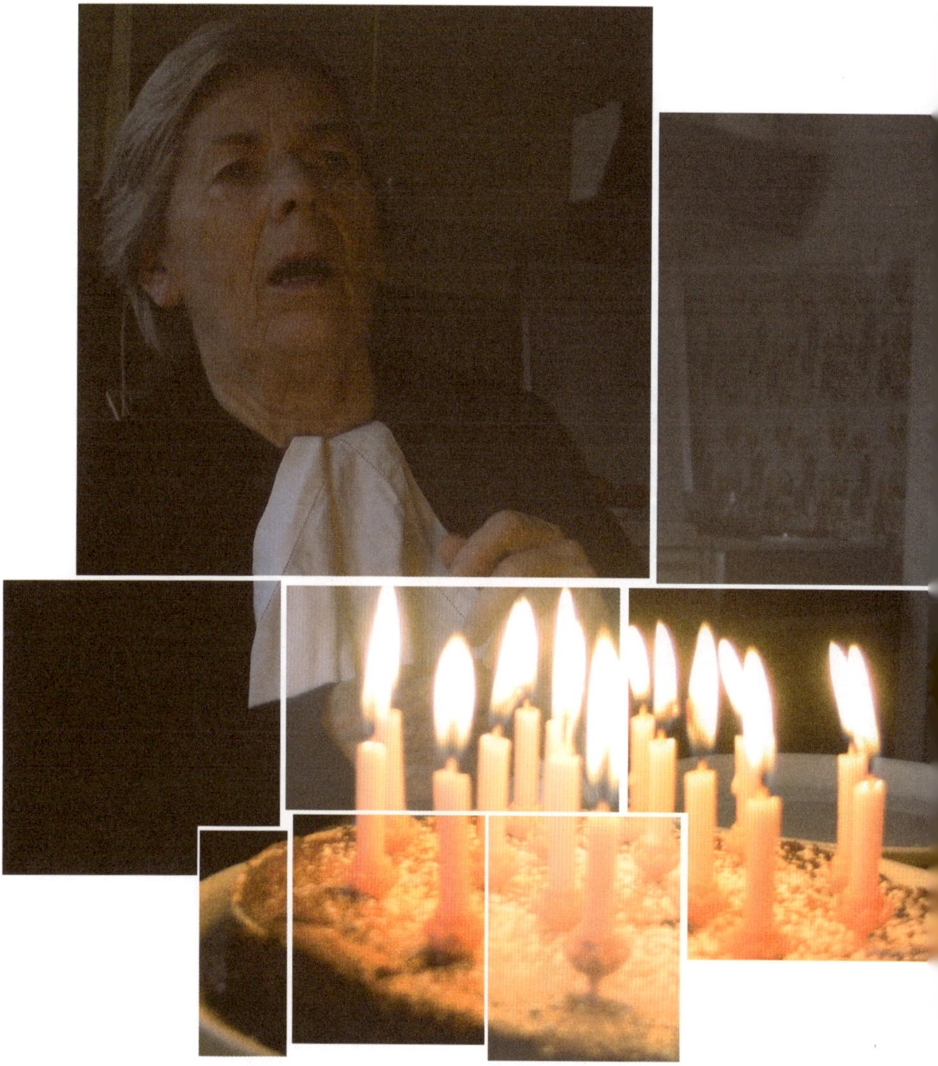

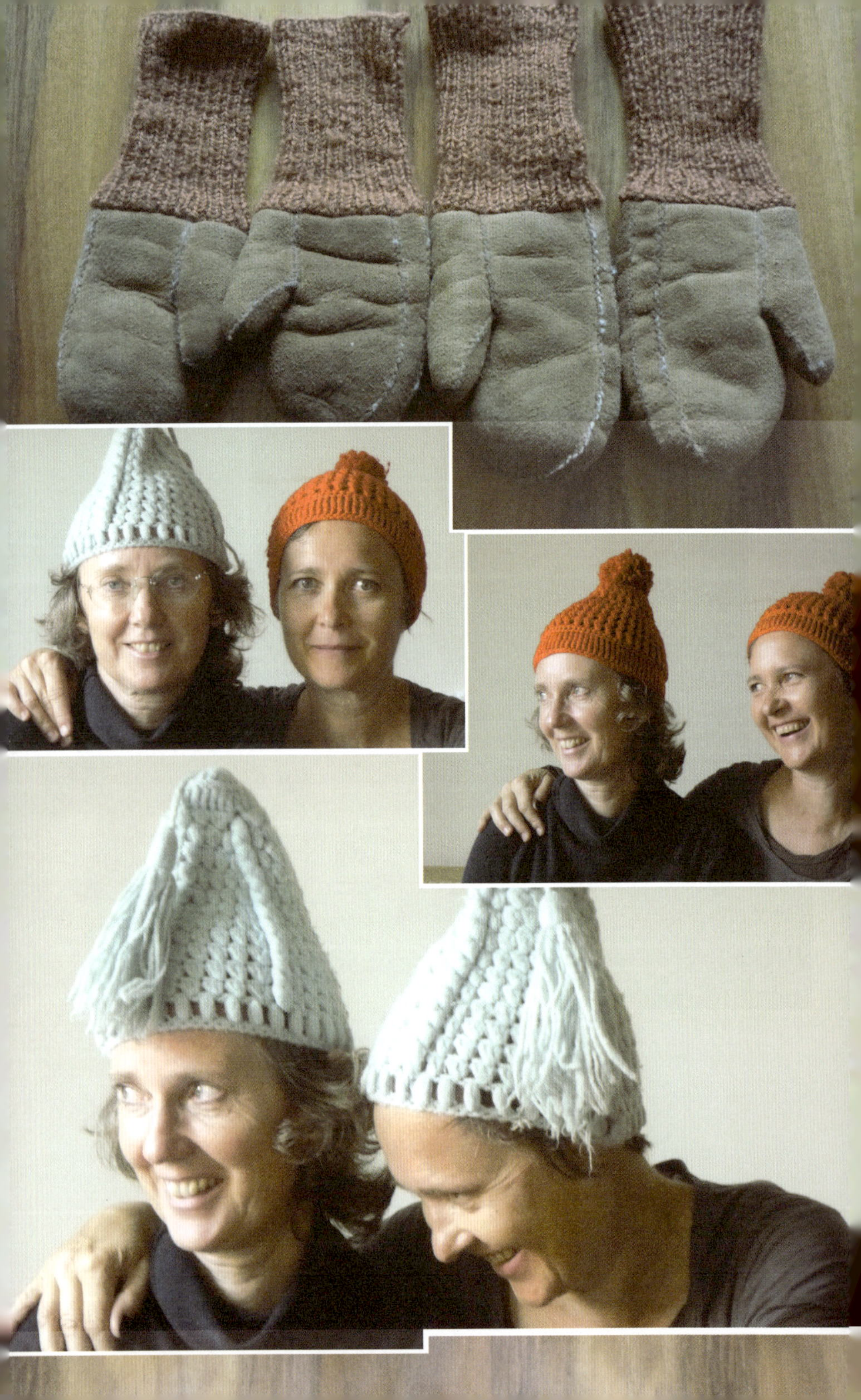

Ich gehe meinen Weg. Ich habe mich schon von vielem befreit – werde weiter schreiten – werfe noch vieles ab: vieles aus der Kindheit.

Muster, die mich einengen und unfreiwillig geprägt haben. Dinge, Verhaltensweisen, die ich nie verstehen konnte und die ich nicht mehr möchte.

Ich kann jetzt hinschauen und erkennen!

Eine wichtige Frage, die ich mir stelle: Wie bleibe ich gesund und voll Energie? Nach dem Tod unserer Mutter – ungefähr ein halbes Jahr später – falle ich immer mehr in die Schwere, werde bedürftig.

Ich fühle mich alleine und sehr traurig. Ich kann mit mir nichts anfangen, fühle mich sinnlos und überflüssig.
Dabei merke ich, diese Gefühle sind nicht neu. Das alles schleppe ich schon seit meinen Jugendtagen mit mir herum.
Ich kann erkennen, dass ich nie eigenständig war.
Ich habe nicht geübt, bei mir zu sein.
Im Gegenteil: ich bin immer mehr davon abgekommen.
Was bin ich?
Bin ich „ICH“?
Und: Bin ich überhaupt?

Als Kind stelle ich solche Fragen sehr oft und gehe mit meinem Sein in mich. Ich habe dabei Angst, mich aufzulösen.

Durch meine wieder langsam erlernte Selbstwahrnehmung und durch das Gewahrsein begebe ich mich wieder mehr in mich. Ich vereine mich mit allem, was mich ausmacht. Ich erkenne und entdecke Schritt für Schritt meine verborgenen Talente und Wünsche.

Demente erkennen sehr lange, dass sie zunehmend die Kontrolle über sich verlieren, daher entsteht viel Aggression: Wut auf sich und auf das Umfeld. Alte Glaubenssätze können verstärkt ins Bewusstsein kommen und es entsteht ein Hin und Her zwischen „Sein-Sollen“, „Sein-Können“ und „Sein-Wollen“.

Die Schulmedizin ist außerstande, zum jetzigen Zeitpunkt Menschen mit Alzheimer zu heilen. Daher gilt es, sich selbst zu beobachten, um erste Veränderungen des eigenen Wesens, Veränderungen der Wahrnehmung und des Tuns zu erkennen.

Erkennen wir unsere Ängste und unsere Bedürfnisse rechtzeitig.
Verwandeln wir sie in Kraft, indem wir loslassen.
Es besteht eine Wechselwirkung von Körper und Geist.
Körper, Geist und Seele sind eins. Sie sind untrennbar.
Ein verabreichtes Medikament erzeugt Schwingung.
Der Körper reagiert auf diesen Impuls.
Selbst ein Placebo kann Zellen zur Heilung bringen.

Heilt sich der Mensch selbst?
Wer oder was
macht uns krank?

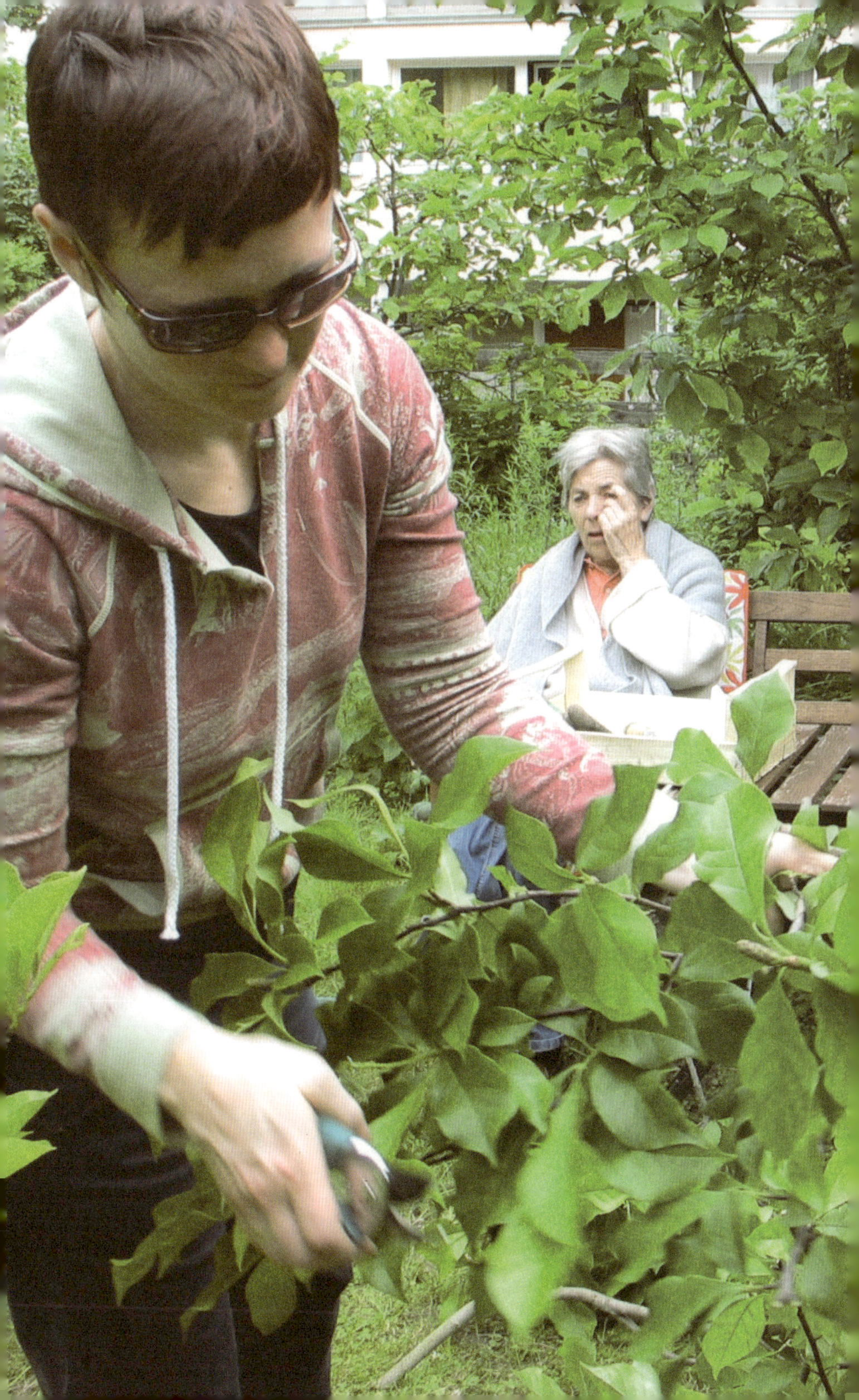

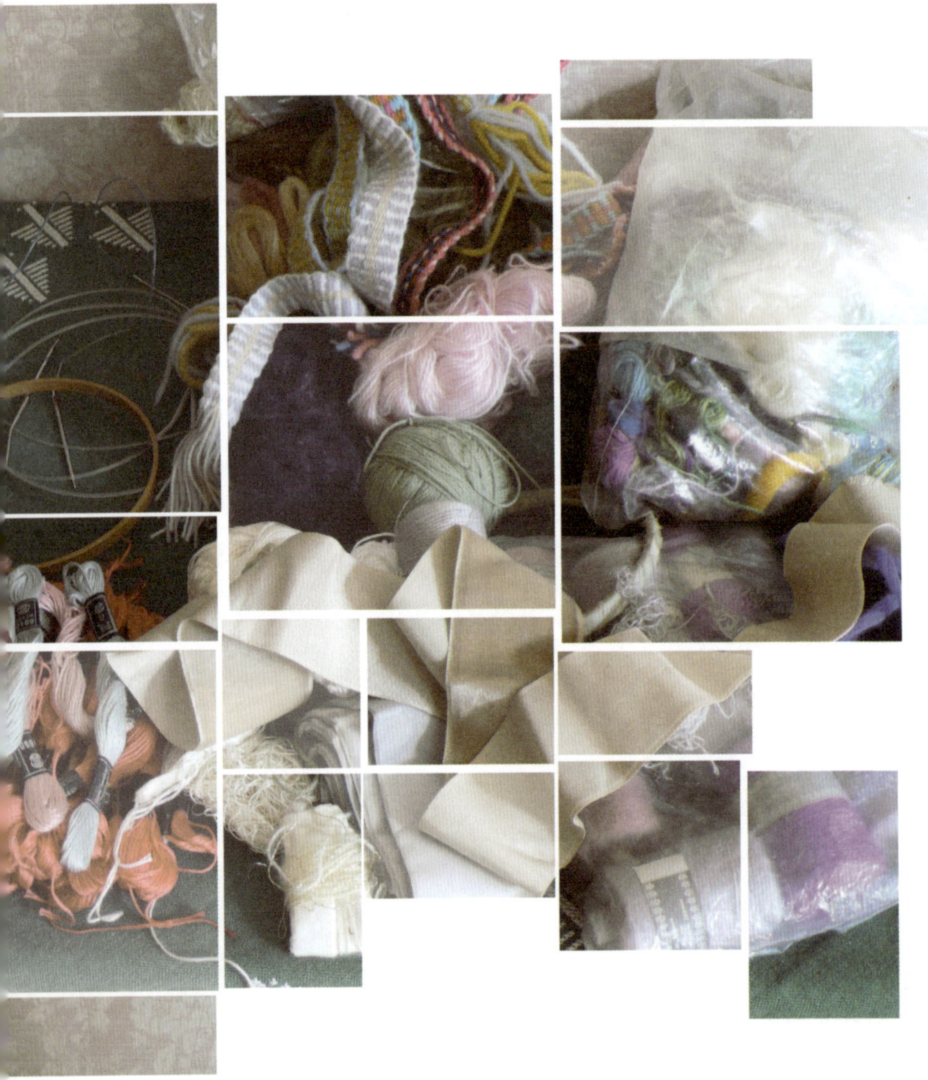

Wie wäre es,
wenn wir Anzeichen einer möglichen Demenz nicht verleugnen?
Wie wäre es,
wenn wir uns den wahrgenommenen Veränderungen stellen?
Wie wäre es,
wenn wir zum Arzt gehen und Abweichungen abklären lassen?
Wie wäre es,
wenn wir uns damit konfrontieren?

Vielleicht könnten wir einen Weg für uns finden, da wieder raus zu kommen. Vielleicht dürfen wir aber auch sagen:
„Ich will meine Verantwortung abgeben. Ich will nicht mehr. Ich habe keine Kraft weiter zu machen."

Der Zeitpunkt des Sterbens ist für jeden Menschen ein anderer. Alles ist eine Frage von Energie. Wir dürfen den Zeitpunkt unseres Sterbens selbst wählen und tun es auch – die meisten von uns unbewusst! Ich verstehe darunter einen inneren Prozess – nicht künstliches Nachhelfen mit Medikamenten.

**„Die Absicht gesund zu werden, kann heilen.
Sollten behindernde Glaubenssätze tief verwurzelt sein, können diese der Überzeugung gesund zu werden, im Weg stehen."**

Zitat Gerald Hüther, „Was wir sind und was wir sein könnten"

Alzheimer ist langsames Sterben. Eine Zeit, tiefste Gefühle und Unverarbeitetes hochkommen zu lassen. Zur Ruhe zu kommen und sich frei zu machen von Altlasten.

Viele Menschen konfrontieren sich ein Leben lang nicht ernsthaft mit den eigenen Bedürfnissen. Sie sehen die Zeichen nicht, die der Körper von Zeit zu Zeit setzt.

Es gehört sicher Mut dazu, sich auf die eigene Krankheit einzulassen. Endlich hinschauen zu müssen. Sich mit seinen innersten Gefühlen zu beschäftigen und diese in der Krankheit auszuleben – gezwungenermaßen.

Oft ein Leben lang nicht angenommene Bedürfnisse des innersten Seins – verdrängt – ins Eck gestellt – vom Ego ausgelacht – kommen hervor. Wir haben eine Eigenverantwortung, von der wir zu selten Gebrauch machen. Wir tragen Verantwortung für unseren Geist, unsere Seele und den Körper. Wir sollen diese Krankheit nicht verdrängen und unsere Ängste abbauen.

Angst wovor – vor dem Tod? Der kommt sowieso.

Wir bewegen uns ein Leben lang in Richtung Tod. Wir sterben jeden Tag ein bisschen.

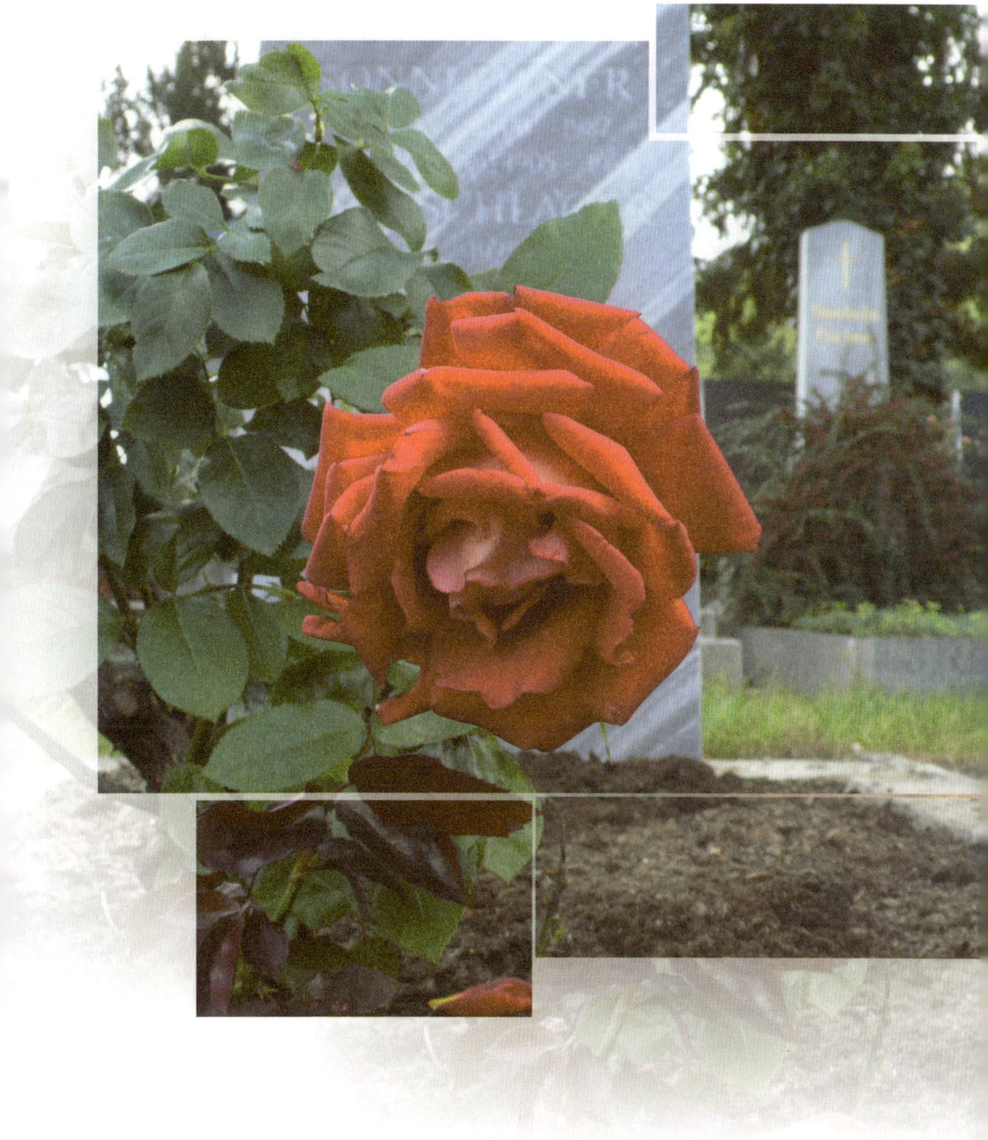

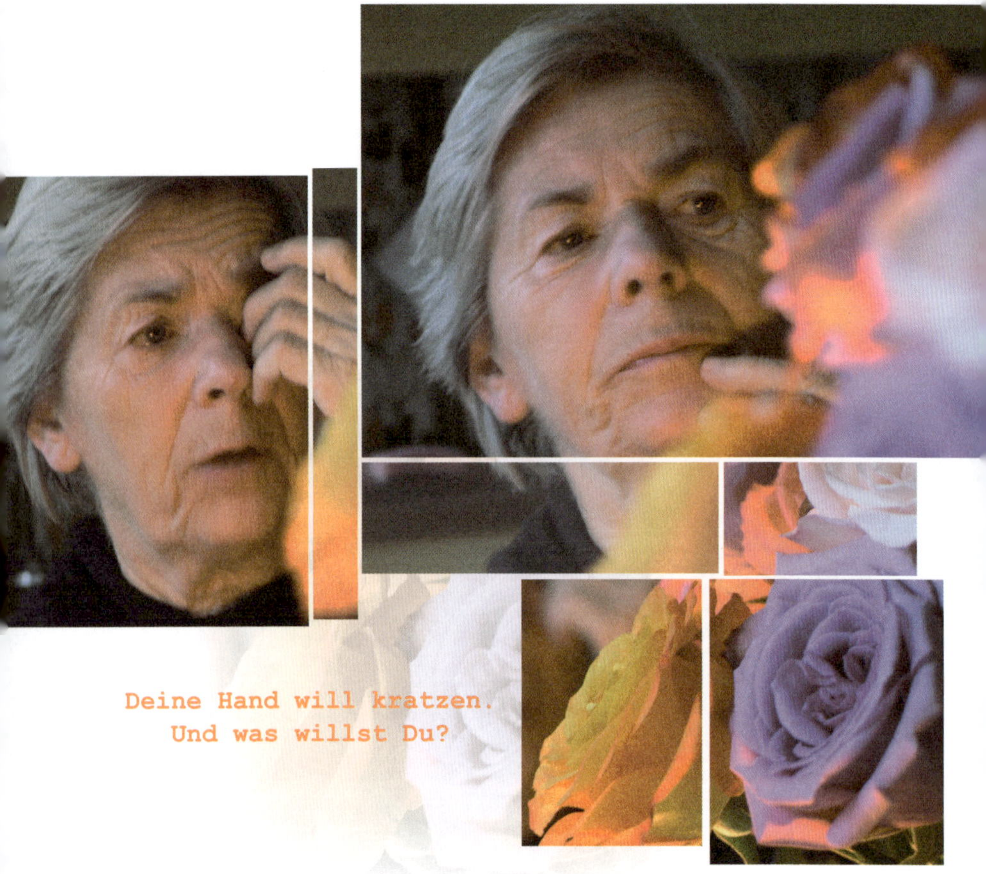

Deine Hand will kratzen.
Und was willst Du?

Die schwächsten Organe des Körpers werden sich melden und Zeichen setzen. Vielleicht könnten wir durch Schulung unserer Selbstwahrnehmung den „Karren“ umkehren. Wer weiß? Wer hat es schon probiert? Es wäre einen Versuch wert!

Die Kranken kann man derzeit nicht gesund machen. Es gibt kein Medikament und auch keinen Zugang durch alternative Methoden, Menschen mit Alzheimer zu heilen.

Die Gesunden können jedoch darauf achten, gesund zu bleiben. Der körperliche Schmerz geht immer einher mit den Schmerzen des Geistes und der Seele.

Unsere Widerstände zeigen uns, wo die Themen sind.

Wir können von der Umwelt lernen, wenn wir unsere Widerstände wahrnehmen. Das ist unsere Chance. Bewusst hineingehen in den Schmerz, der da ausgelöst wird. Der Schmerz ist in uns – ausgelöst durch eine unangenehme Situation. Wenn wir zum Schmerz Ja sagen, können wir ihn heilen.

Unsere positiven Schwingungen können wir beeinflussen:

- mit bewusster Atmung
- mit der Öffnung unseres Herzens
- mit Bewegung, Tanz und Musik
- mit allem, was wir gerne tun.

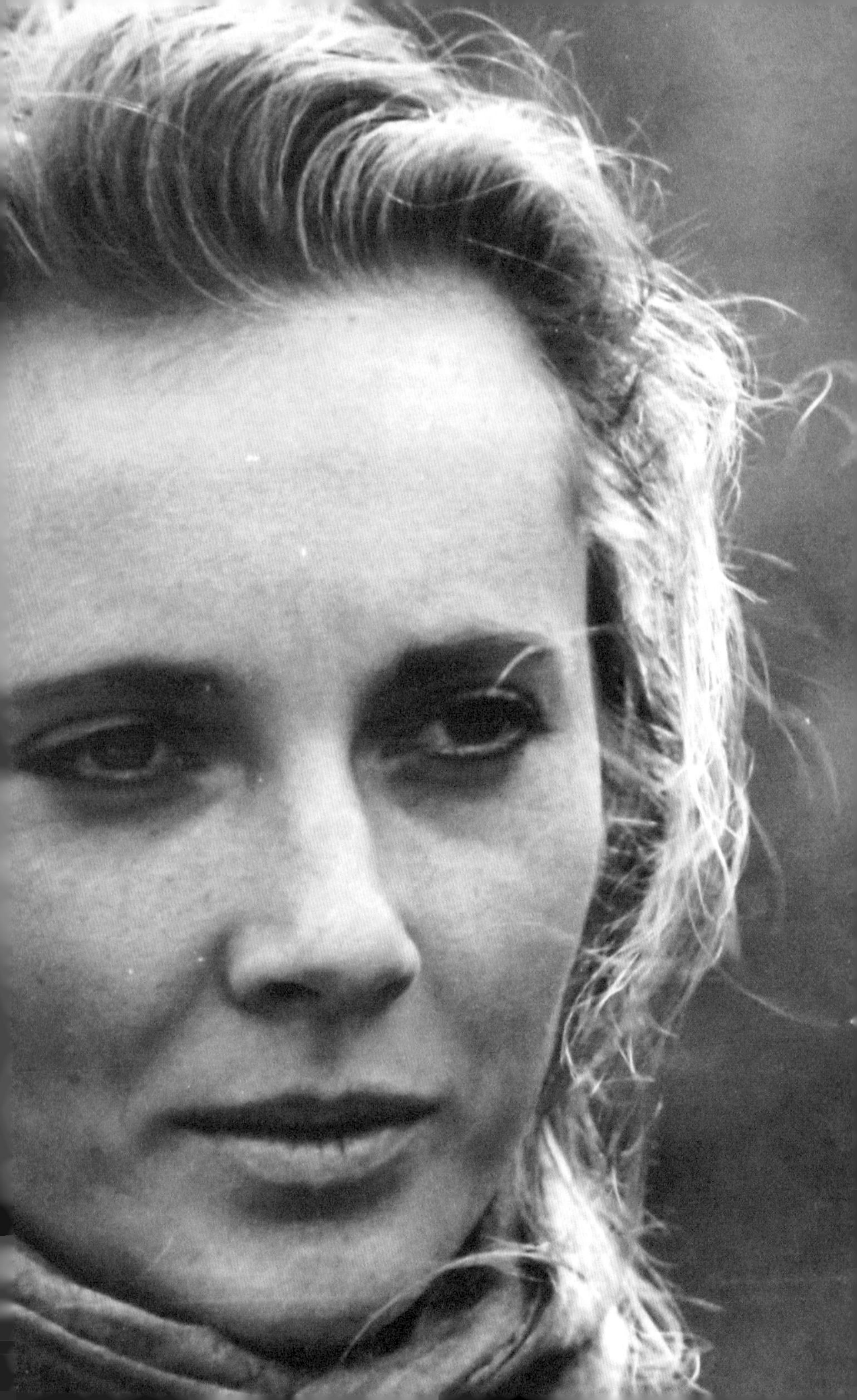

Ein Foto aus der Vergangenheit ruft bei mir gefangen gehaltene Gefühle von einst wach. Ich sage sogar, die Gefühle sind nicht Vergangenheit, sie sind immer da – solange ich sie festhalte.

Auf einem Foto aus meiner Jugend sehe ich oberflächlich betrachtet ein hübsches Mädchen.
Die Emotion dazu ist tiefgehender. Ich fühle mich hässlich, unsicher, dumm. Da ist Angst vorm Leben und vor dem was da kommen mag ...

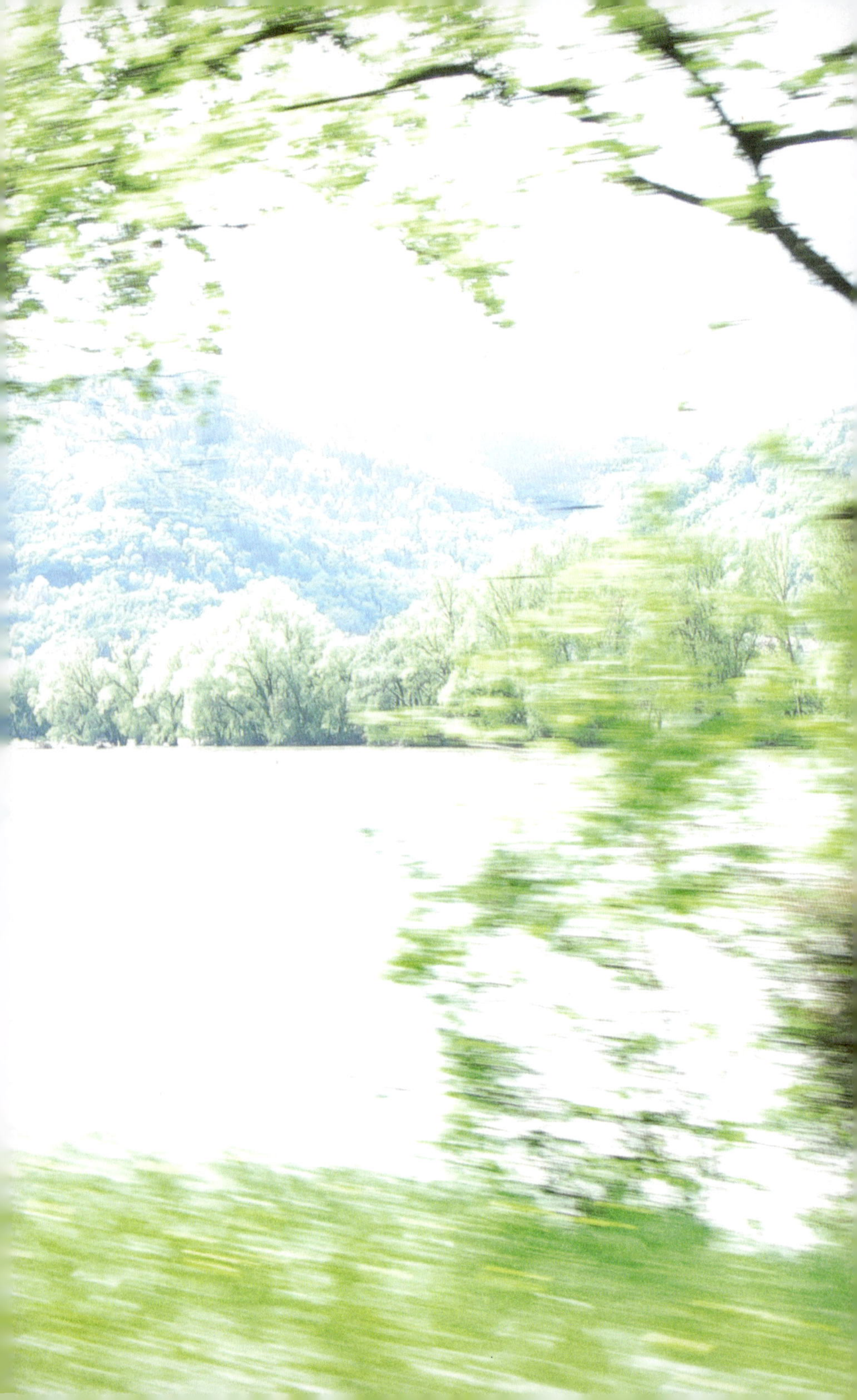

… eine Reise

in mein Innerstes

hat begonnen …

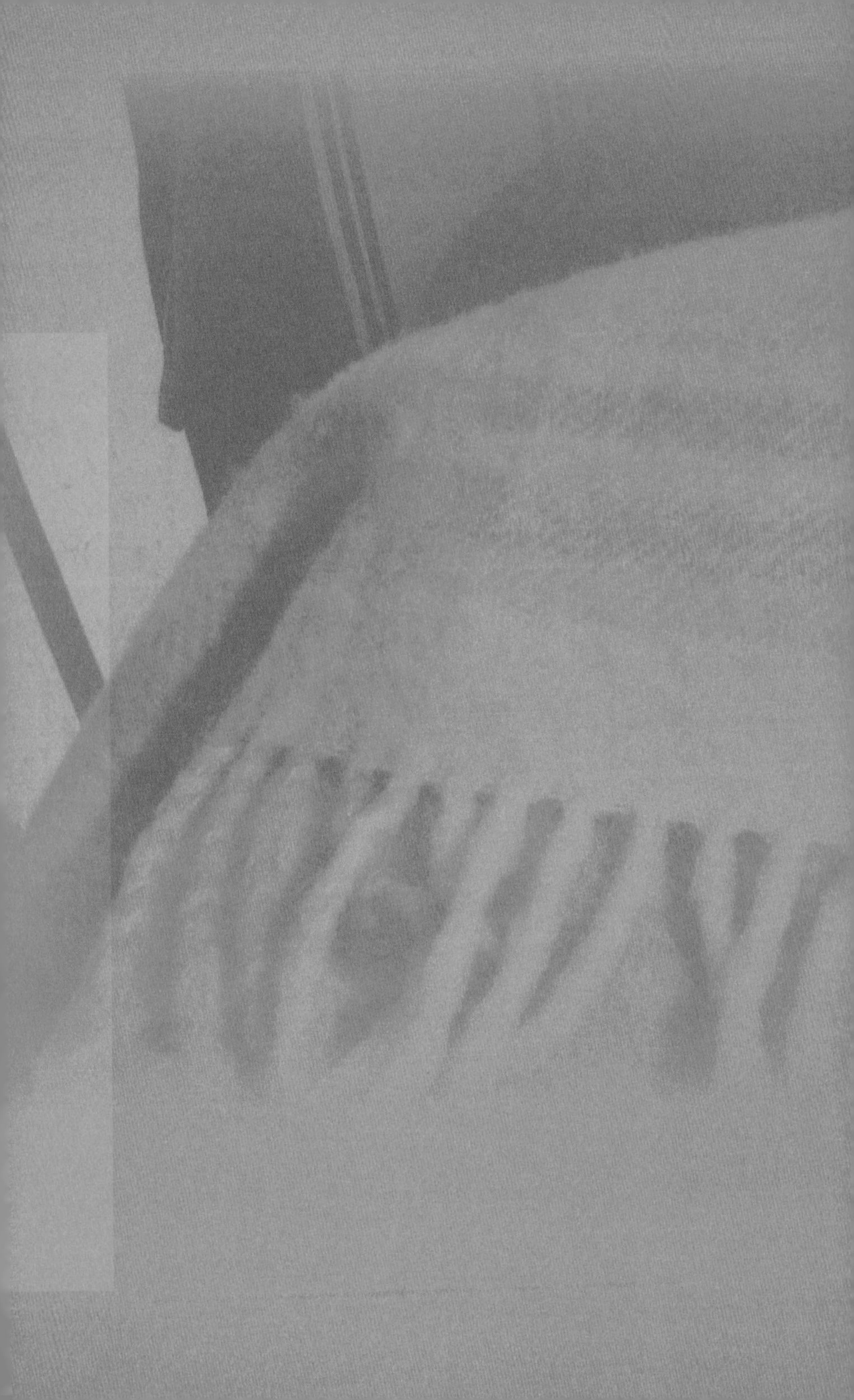

ANHANG

Um ein Haar hätten wir Dich in ein Heim
verfrachtet, weil wir nicht mehr wussten,
wie es weitergehen soll.

Du allein nach dem Tod Deines Mannes,
unseres Vaters,
die Krankheit immer sichtbarer,
wir in anderen Städten.

Wir sind Deine Töchter.
Die eine vor der Kamera, die andere dahinter.

Wir versuchen nach Möglichkeit Dich zu besuchen,
Dir unsere Aufmerksamkeit zu schenken,
unsere Liebe wie einst Du uns.

Dein Vater muss in beiden Weltkriegen dienen.

Du bleibst ein Einzelkind, wo Du Dir doch so
ein Geschwisterchen gewünscht hast.

Deine Mutter arbeitet in der Tabakfabrik.

Du wirst herangezogen, in der Rüstungsindustrie
zu arbeiten. Hat Dich jemand gefragt?

Schon in den Dreißigerjahren erwerben
Deine Eltern einen Weingarten
und Ihr trinkt Euren eigenen Wein.

Endlich finden wir eine Lösung.
Eine Frau, die bei Dir wohnt,
die für Dich kocht,
die da ist und auf Dich aufpasst.
Aber Du lehnst sie ab.
Du musst Dich erst daran gewöhnen,
dass da jemand Fremder im Haus ist.

Erst mit 30
heiratest Du Deinen Ernst.

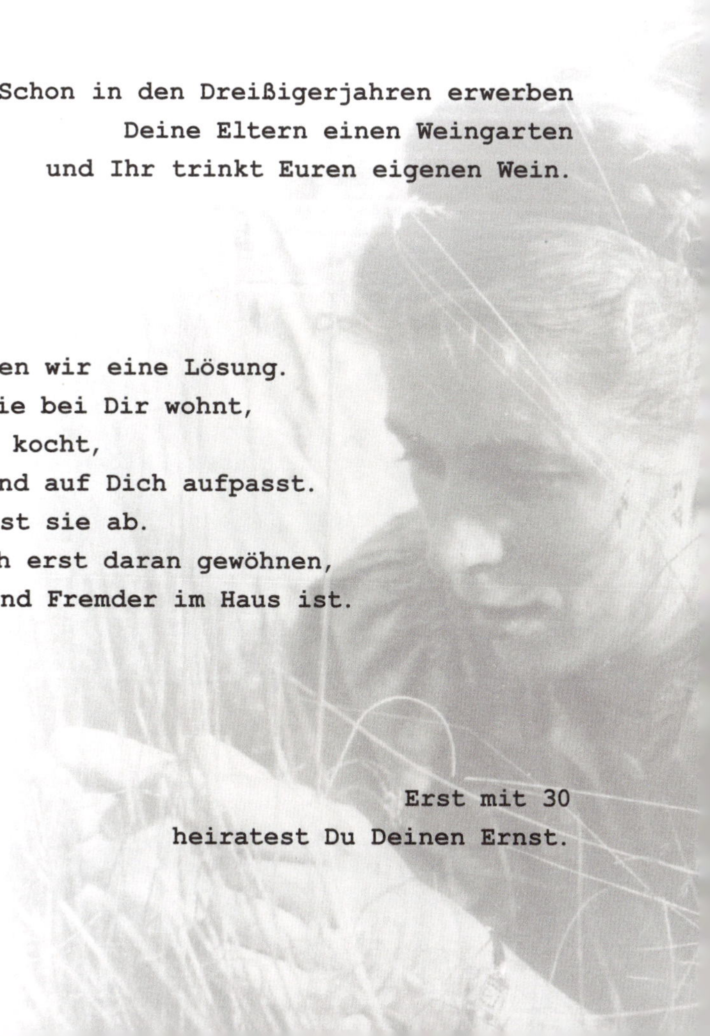

Du möchtest Säuglingsschwester werden,
möchtest eine Ausbildung in Wien machen,
aber die Großstadt ist nichts für Dich.
Du findest letztendlich einen Zahnarzt in Krems,
bei dem wirst Du Assistentin.

Du lachst gerne über Dich selbst,
wenn Du die Worte nicht mehr findest
und in einer Art Babysprache brabbelst.
Trotz Krankheit erkennst Du,
welchen Unsinn Du sprichst.

Vieles macht Dich nervös,
vieles erschreckt Dich,
Du bist ängstlich
über Deinen eigenen Zustand.

Du kannst nicht verstehen,
was mit Dir passiert,
ich sehe es an Deinen Blicken.

Du gehst in Deine Welt

Dann wieder die Unbekümmertheit,
das Vergessen über das eben Gedachte.
Vorbei das gerade empfundene Entsetzen.

Hier, im Weingarten hast Du viel Zeit verbracht,
hast Dich abgemüht bei der harten Arbeit,
hierher hat es Dich gezogen,
in die Natur, weg vom Haushalt.

Halb aus Verpflichtung, halb aus Bedürfnis
rackerst Du im Weingarten, alles mit der Hand,
den Boden mit der Gabel umstechen,
die Wipfel der Reben aufbinden,
im Herbst dann die Ernte.

So verbunden bist Du mit der Erde,
mit Deinem Bedürfnis zu schaffen.

Erst soll die Wohnung beziehbar sein,
dann können die Kinder folgen.
Als Erste komme ich, Ulli, 15 Monate später Andrea.

Eure Freude ist riesig, und fast alles
wird in die Kinder investiert.

Du hast das Geld verwaltet,
eingeteilt und ausgegeben,
das Geld, das Dein Mann als Lehrer
nach Hause gebracht hat.

Du hast ein Faible für Schmuck
und machst Dich gerne hübsch.
Du hast ein Auge für Malerei
und für die schönen Künste.

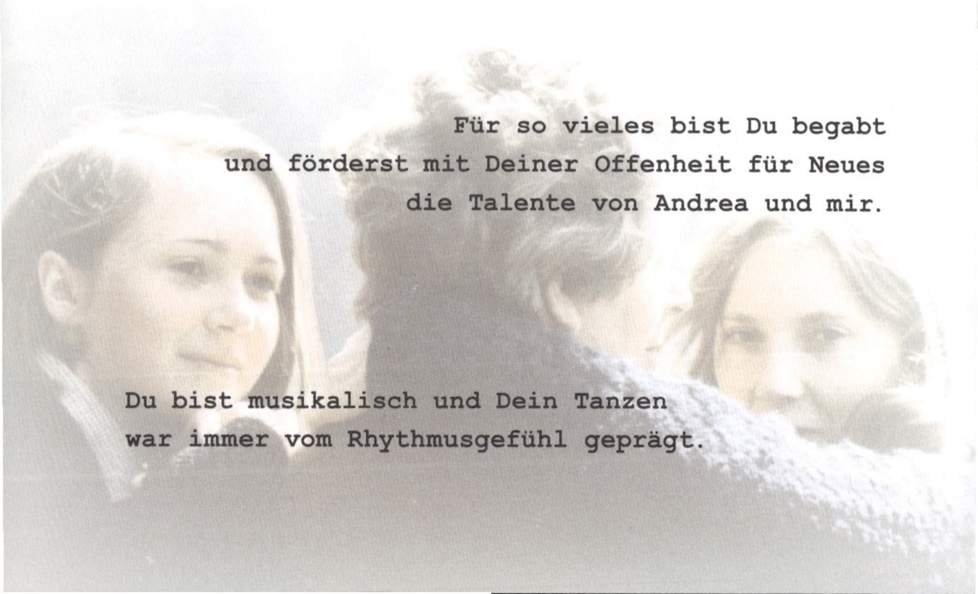

Für so vieles bist Du begabt
und förderst mit Deiner Offenheit für Neues
die Talente von Andrea und mir.

Du bist musikalisch und Dein Tanzen
war immer vom Rhythmusgefühl geprägt.

Es soll in Zukunft
viele Alzheimer-Patienten geben.
Vielleicht ändert sich das Straßenbild.
Singende und verwirrte Menschen
werden herumirren und die Umgebung beleben.
Menschen, die sich plötzlich ausleben,
sich anders gebärden, die Sau rauslassen,
viele wünschen sich das ein Leben lang.
Alles ist nur eine Frage
der Betrachtung und des Winkels.
Wer ist verrückt,
wer ist normal,
schauen wir in zehn Jahren.

Du hast ein Recht zu verblöden.
Du darfst Dich
für nichts mehr interessieren.
Du musst für nichts mehr
Verantwortung übernehmen,
Du willst einfach nur
leben und essen.

Du verlernst langsam alles.
Auch das Spazieren gehen
wird zum Gewaltakt.

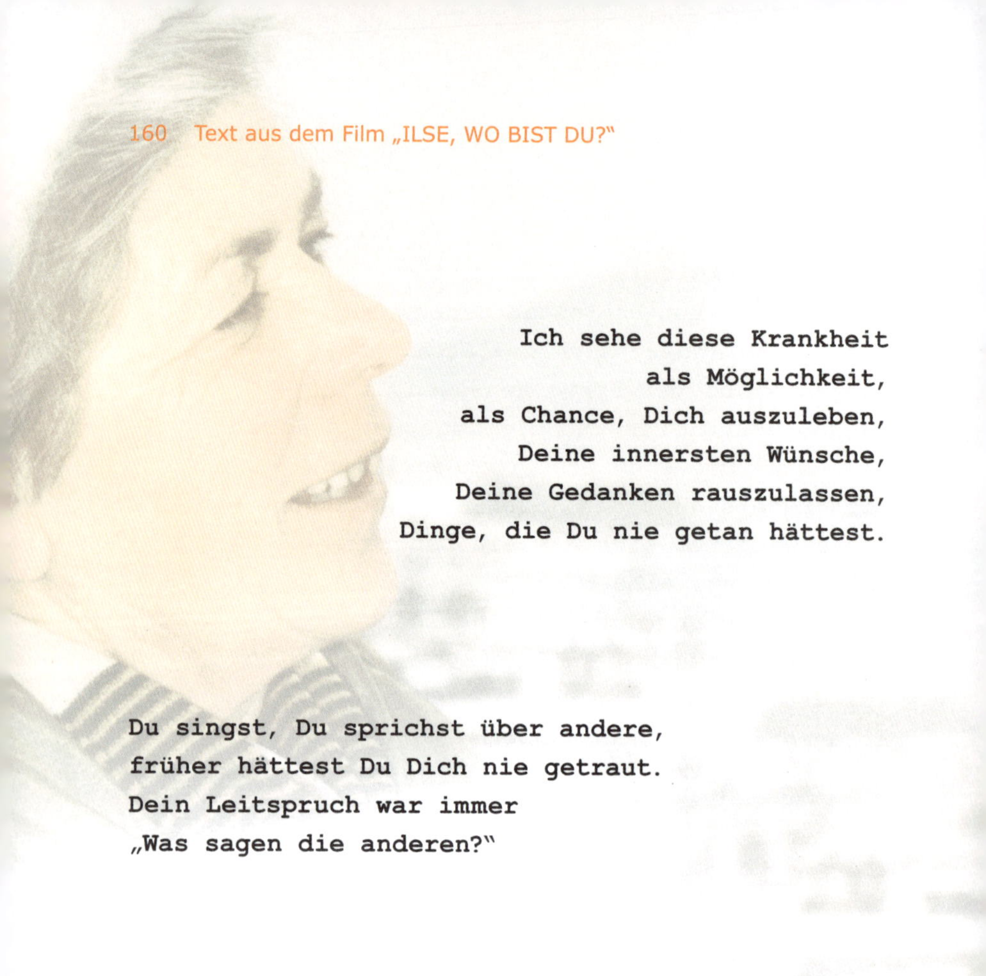

Ich sehe diese Krankheit
als Möglichkeit,
als Chance, Dich auszuleben,
Deine innersten Wünsche,
Deine Gedanken rauszulassen,
Dinge, die Du nie getan hättest.

Du singst, Du sprichst über andere,
früher hättest Du Dich nie getraut.
Dein Leitspruch war immer
„Was sagen die anderen?“

Jetzt pfeifst Du drauf, heraus damit,
es gibt keine Kontrolle und das ist gut.
Das Innerste kehrt sich nach Außen
ohne Wenn und Aber.

Du bist direkt, nichts steht Dir im Weg.
Du stehst im Mittelpunkt.
Du nimmst keine Rücksicht.

Du liebst die Blumen, im Garten vor dem Haus,
die Du selbst pflanzt, Du kennst die Namen
und die Düfte. Du stickst die Blumen
auf Deine Tischtücher und
Du liest gerne Gedichte von Rilke.

Du bleibst zu Hause,
nachdem wir geboren wurden und versorgst
uns alle mit Liebe und Zärtlichkeit
und großer Nähe und mit Deinen
hausfraulichen und weiblichen Qualitäten.

So geht eine Fähigkeit nach der anderen
verloren. Bald wirst Du nicht mehr
Deine Füße bewegen können und Du wirst nicht
mehr wissen, wie sie zu gebrauchen sind.

Jeden Tag stirbst Du ein bisschen mehr
und wir können nur zuschauen,
da sitzen, Dich streicheln, füttern.
Wir erfreuen uns an kleinen Dingen,
die Du noch kannst.

Du liebst Kinder.
Am liebsten hättest Du Enkelkinder gehabt.
Durch Deine Krankheit wurdest Du unser Kind.

Lange Zeit warst Du wie versteinert.
Du konntest keine Liebe mehr zeigen.
Erst in einer späteren Phase
Deiner Krankheit
erreicht uns immer wieder
ein Strahl Deines Lächelns.

Deine Augen treffen meine,
ganz kurz,
und ich erlebe
einen Moment der tiefen Freude.

Du nimmst mich wahr,
ich existiere einen kleinen Moment
für Dich.

Wir wussten es,
aber wir konnten nicht glauben,
dass es eines Tages tatsächlich eintreten sollte.
Du hast keinen Schluckreflex mehr.
Du hängst jetzt an einer Flasche
und wir wissen, es geht dem Ende zu.

Es ist eine Frage von Tagen
bis Dein Körper verbraucht ist.

Drei Wochen
hast Du ohne Nahrung durchgehalten.
Fünf Tage ohne Infusion.

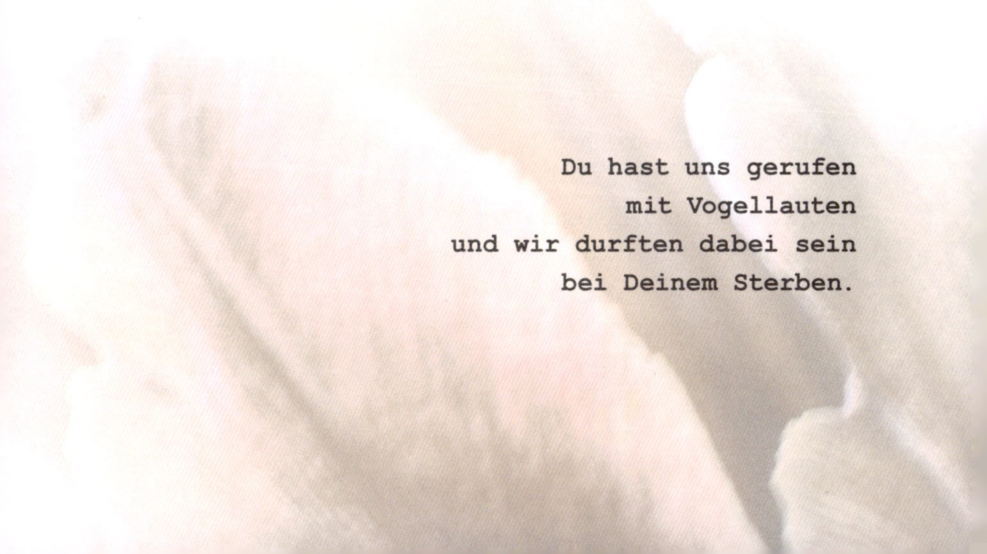

Du hast uns gerufen
mit Vogellauten
und wir durften dabei sein
bei Deinem Sterben.

Bauer, J.: Warum ich fühle, was du fühlst, HEYNE 2006

Brune, M.: Zum Glück ins Jetzt!, ANSATA 2008

Butzenbach, F.: Hand und Fuß, Qellen der Heilung, VIANOVA 2010

Dal-Bianco, P., Schmidt. R.: Memories, Leben mit Alzheimer, VERLAGSHAUS DER ÄRZTE 2008

Danneberg, B.: Alter Vogel, flieg!
Tagebuch einer pflegenden Tochter, PROMEDIA 2009

Duprée, U. E.: Heile dich selbst und heile die Welt – Hooponopono: Hooponopono – Der hawaiianische Weg, um einfach, schnell und effektiv Probleme und Konflikte zu lösen. Zenit und Nadir 2010

Ehgartner, B.: Die Lebensformel, PIPER 2006

Farkas, P.: Acht Minuten, Roman, LUCHTERHAND, 2011

Gatterer,G. und Croy. A.: Leben mit Demenz,
SPRINGER WienNewYork 2005

Geiger, A.: Der alte König in seinem Exil, Roman, HANSER 2011

Gontscharow, I.: Oblomow, Roman, DTV 2003

Hühn, S.: Ich lass DEINES bei dir,
Coabhängigkeiten erkennen und lösen, SCHIRMER 2010

Hüther, G.: Biologie der Angst,
VANDENHOECK&RUPRECHT 2011

Hüther, G.: Was wir sind und was wir sein könnten, S.FISCHER 2011

Kinslow, F.: Suche nichts – finde alles! VAK 2010

Kuby, C.: Unterwegs in die nächste Dimension, GOLDMANN ARKANA 2008

Lorenz, K.: Die Rückseite des Spiegels, PIPER 1997

McKenna J.: Verflixte Erleuchtung, EDITION SPUREN 2002

Miller, A.I.: 137, C.G.Jung, Wolfgang Pauli und die Suche nach der kosmischen Zahl, DVA 2009

Popper, Karl R.: Alles Leben ist Problemelösen, PIPER 2005

Riegger-Krause, W.: Jin Shin Jyutsu, Die Kunst der Selbstheilung praktisch nutzen, SÜDWEST 2009

Saint-Germain, A.: Lebe deine Göttlichkeit, ANSATA 2011

Stibal, V.: Theta Healing, ALLEGRIA 2011

Strasser, Chr.: Das erwachende Bewusstsein, SCORPIO 2010

von Staden, S.: Wenn Quantenheilung nicht funktioniert... SCHIRMER 2011

Wolinsky, St.: Die dunkle Seite des inneren Kindes, LÜCHOW 1995